Prof. Dr. Michaela Axt-Gadermann
Prof. Dr. Peter Axt

Vom Glück der kleinen Schritte

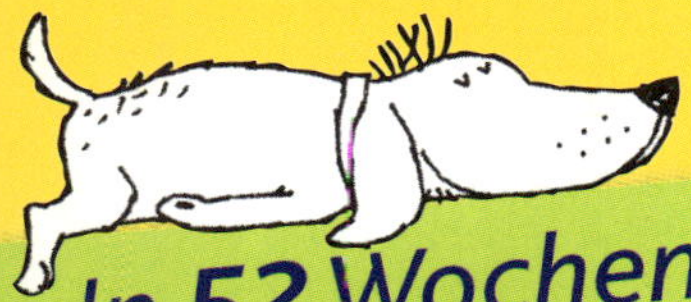

In **52** Wochen
gesünder, schöner
und vitaler

Prof. Dr. Michaela Axt-Gadermann
Prof. Dr. Peter Axt

Vom Glück der kleinen Schritte

Step by step das Gewohnheitstier in uns überlisten

HERBiG

Besuchen Sie uns im Internet unter:
www.herbig-verlag.de

1. Auflage September 2008
2. Auflage Dezember 2008

Einbandgestaltung: Wolfgang Heinzel, unter Verwendung
einer Illustration von Steffen Butz
Layout: Wolfgang Heinzel
Illustration: Steffen Butz
Lektorat: Gabriele Berding
Herstellung und Satz: VerlagsService Dr. Helmut Neuberger
& Karl Schaumann GmbH, Heimstetten
Gesetzt aus der 10/14 Punkt Garamond BQ Regular
Druck und Binden: Print Consult, Grünwald b. München
Printed in the EU
ISBN 978-3-7766-2584-4

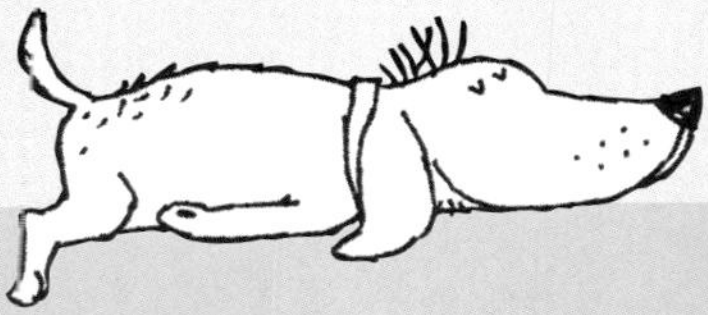

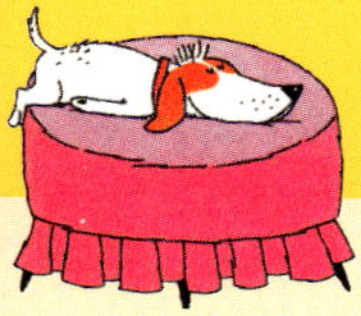

Inhalt

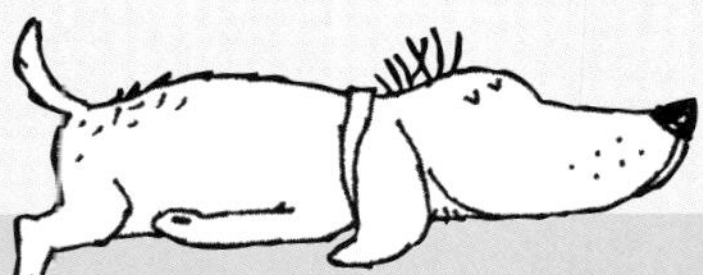

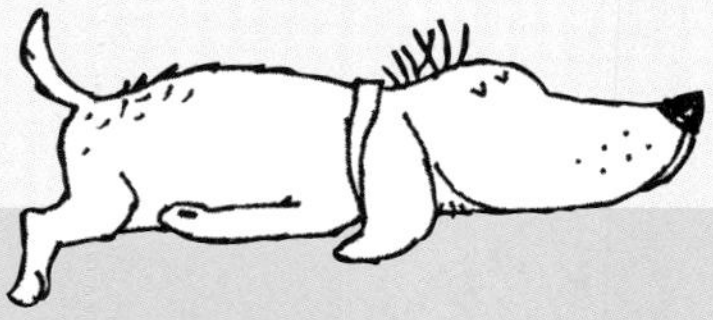

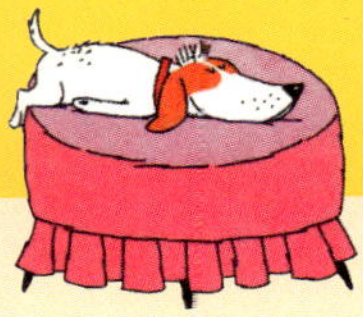

Hand aufs Herz: Wie oft haben Sie sich schon vorgenommen, Ihr Leben zu ändern und zukünftig etwas mehr für Ihre Gesundheit zu tun? Anlässe für Veränderungen gibt es im Verlauf eines Jahres ja genug. Der eigene Geburtstag, der Jahreswechsel, der Beginn der Fastenzeit, ein Familienfest, ein geplanter Urlaub oder sogar der Besuch beim Arzt sind Zeitpunkte, an denen oft Vorsätze für einen neuen Lebensstil gefasst werden. Leider bleibt es meist bei diesen guten Absichten oder der Neuanfang wird nach kurzer Zeit vom Alltag eingeholt. Die alten Gewohnheiten kehren zurück. Das Leben geht schon nach kurzer Zeit wieder weiter wie bisher. Es gibt zahlreiche plausible Gründe, warum wir so gerne in unseren alten Trott zurückfallen. Entweder waren die Veränderungsschritte zu groß und die Ziele für den Anfang zu hoch gesteckt oder es stand zu wenig Zeit für die Anpassung an den neuen Lebensstil zur Verfügung.

In kleinen Schritten stellen wir Ihnen ein Veränderungsprogramm für ein gesünderes, zufriedeneres Leben vor. Ein Jahr lang

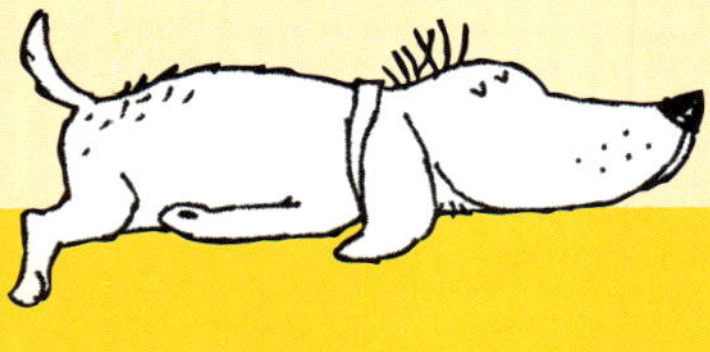

können Sie einmal pro Woche an der Veränderungsschraube drehen. Woche für Woche kommen Sie dadurch Ihrem Ziel etwas näher. Nach 52 Wochen hat sich Ihr Leben – da sind wir uns sicher – grundlegend zum Positiven verändert. Unsere Tipps und Empfehlungen sind keinesfalls willkürlich zusammengestellt. Ihre gesundheitsfördernde Wirkung wurde in fast allen Fällen durch wissenschaftliche Studien nachgewiesen. Die entsprechenden Literaturstellen finden Sie im Anhang.

Bitte halten Sie sich an die von uns vorgeschlagene Reihenfolge der Empfehlungen. Und wenn einige Vorschläge von Ihnen bereits praktiziert werden, sollten Sie trotzdem wöchentlich nur eine Veränderung vornehmen. Ziehen Sie nach einem Jahr Bilanz und überprüfen Sie, welche unserer Vorschläge für Sie zu neuen Lebensgewohnheiten geworden sind. Selbst wenn Sie nur die Hälfte unserer Empfehlungen praktizieren sollten, würden sich diese neuen Verhaltensweisen positiv auf Ihre Gesundheit auswirken. Wir wünschen Ihnen Erfolg und viel Spaß bei der Umsetzung unserer Vorschläge!

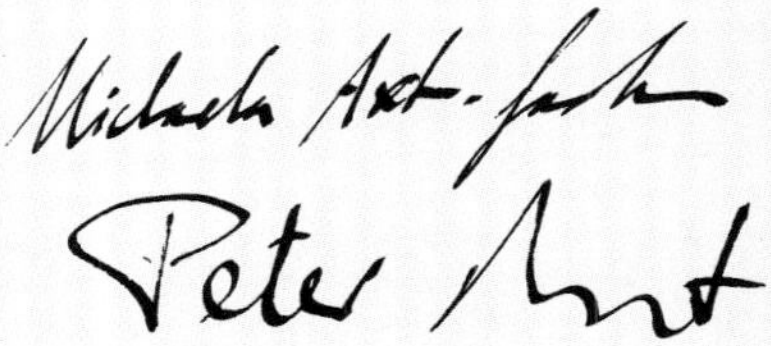

Michaela Axt-Gadermann
Peter Axt

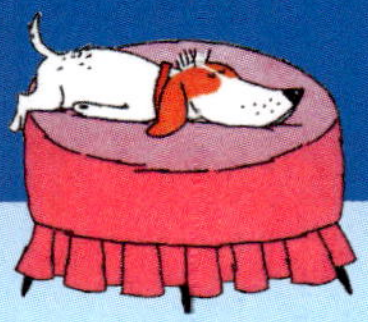

Ihr 52-Wochen-Programm beginnt mit einer ganz einfachen Empfehlung: Essen Sie ab heute täglich einen Apfel! Diesen können Sie bereits zum Frühstück ins Müsli schneiden oder zu einer anderen Mahlzeit verzehren. Wenn Sie heute mit diesem ersten Schritt starten, profitiert Ihre Gesundheit bereits in einem Jahr von den Inhaltsstoffen aus etwa 75 Kilogramm Äpfeln!

Auf die gesundheitsfördernde Wirkung von Äpfeln weist nicht nur das englische Sprichwort »An apple a day keeps the doctor away« (»Ein Apfel am Tag erspart den Doktor«) hin. Was das liebste Obst der Deutschen alles für unsere Gesundheit tun kann, ist inzwischen auch wissenschaftlich untersucht. So haben Forscher der renommierten amerikanischen Cornell-Universität erst kürzlich herausgefunden, dass bereits ein Apfel täglich unser Gehirn vor Schäden schützt und so das Risiko von Demenz und Alzheimer deutlich senken kann. Für diese Wirkung

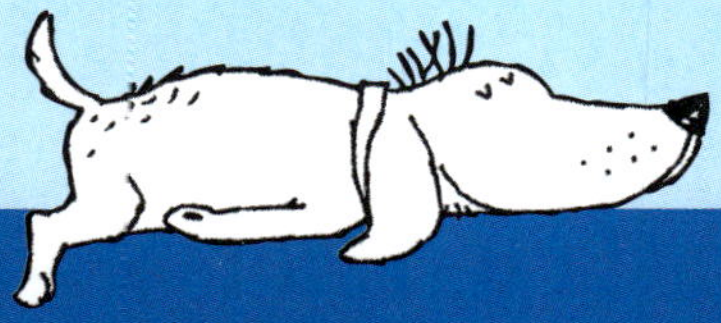

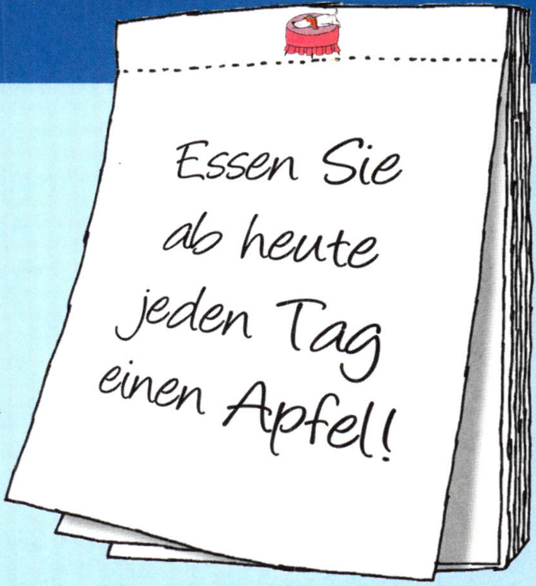

verantwortlich ist der Apfelinhaltsstoff Quercetin, der entzündungshemmend wirkt und freie Radikale unschädlich macht.

Bei regelmäßigem Verzehr kann die knackige Frucht zudem den Cholesterinspiegel um bis zu 10% senken. Die Wirkung tritt bereits nach etwa sechs Wochen ein. In Äpfeln findet man den Ballaststoff Pektin, der im Darm Cholesterin bindet und so die Aufnahme des Fettes in die Blutbahn verhindert.

Die meisten Schutzstoffe – das wusste schon unsere Großmutter – sitzen in und direkt unter der Schale, diese sollte deshalb mitgegessen werden. Wenn Sie den Apfel schälen, wandern die wertvollsten Inhaltsstoffe der Frucht in die Mülltonne.

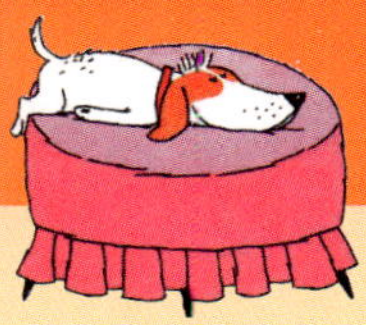

Gehen Sie ab heute täglich 30 Minuten ins Freie!

Was würden Sie von einem Medikament halten, das ihre Knochen festigt, den Blutdruck leicht senken kann, das Risiko für Herzinfarkt, Schlaganfall und einige Krebserkrankungen verringert und dabei noch Ihre Stimmung hebt und den Appetit auf Schokolade zügelt? Wenn es nebenwirkungsarm wäre, würden Sie es wahrscheinlich sofort anwenden. Die schlechte Nachricht: Sie können dieses Mittel noch nicht kaufen! Die gute Nachricht: Es ist umsonst! Das so vielfältig wirksame Medikament heißt »Sonne« und muss – um die volle Wirksamkeit ohne Nebenwirkungen zu entfalten – regelmäßig in kleinen Dosen genommen werden. Selbst bei bewölktem Himmel reicht es aus, sich täglich etwa 30 Minuten mit unbedecktem Gesicht und Händen im Freien aufzuhalten. Die wichtigsten gesundheitsfördernden Inhaltsstoffe des »Sonnenmedikaments« sind UV-B-Strahlen und das sogenannte »sichtbare Licht«. Beide sind nicht in den üblichen Solarien enthalten. Auch bei schlechtem Wetter lässt sich der Aufenthalt im Freien deshalb nicht durch einen Besuch im Sonnenstudio ersetzen. UV-B-Strahlen sind für die Vitamin-D-Bildung in unserer Haut unerlässlich. Vitamin D ist das einzige Vitamin, das wir sowohl mit der Nahrung aufnehmen als auch selber bilden können. Doch unsere Ernährung liefert höchstens 10% des täg-

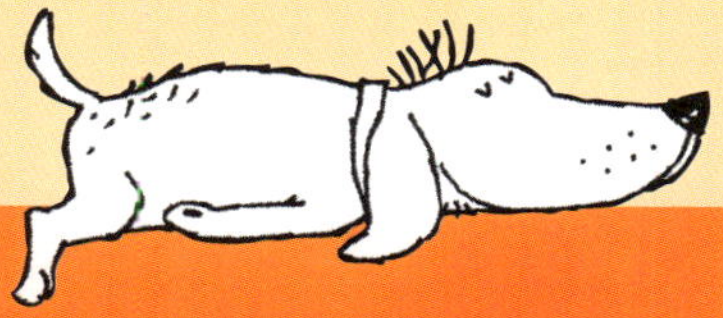

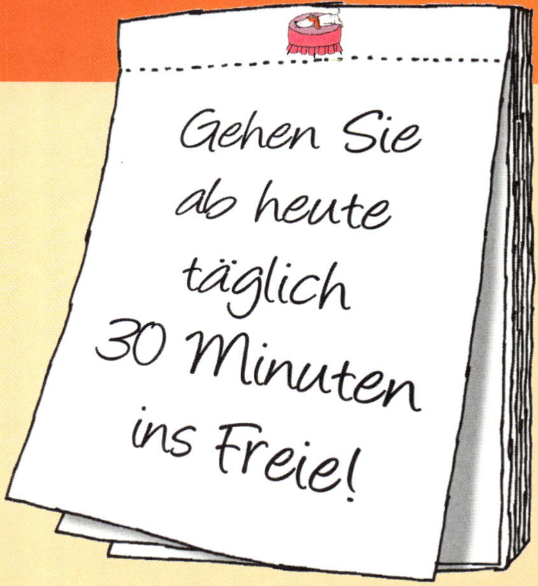

lichen Vitamin-D-Bedarfs. Vitamin D festigt nicht nur unsere Knochen und schützt vor Knochenschwund – es reguliert auch Zellwachstum und Zellteilung. So senkt eine ausreichende Vitamin-D-Versorgung das Risiko für Krebserkrankungen wie Brust- oder Darmkrebs deutlich. Wissenschaftler der Harvard-Universität in Boston stellten kürzlich fest, dass ein Mangel an dem Sonnenvitamin das Herzinfarktrisiko verdoppelt. Doch ein regelmäßiger Spaziergang im Freien ist nicht nur gesund, sondern macht uns auch zufriedener, ausgeglichener, hebt die Stimmung und bremst den Hunger auf Süßes. Ursache dafür ist das Glückshormon Serotonin, das unser Organismus bildet, wenn ausreichend helles Licht vorhanden ist. Selbst an einem trüben Wintertag ist die Lichtstärke im Freien etwa zehn- bis zwanzigmal höher als in einem hell erleuchteten Zimmer. Deshalb sollten Sie sich ab heute jeden Tag 30 Minuten im Freien aufhalten. Ganz gleich, ob Sie dabei im Garten arbeiten, die Straße kehren oder sich einfach nur in die Sonne setzen – Sie profitieren in jedem Fall von den vielfältigen Wirkungen des Sonnenlichtes.

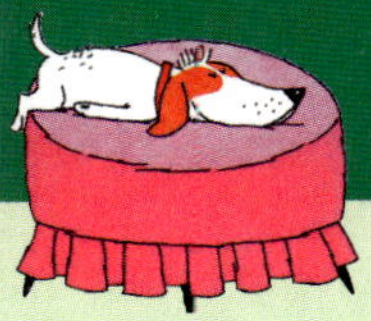

Prinzipiell essen wir nicht zu viel Fett, sondern wir essen zu viel vom falschen und zu wenig vom richtigen Fett. Denn nicht jedes Fett ist schlecht und schädlich. Ganz im Gegenteil: Fett kann ein richtiger Kraft- und Powerstoff für unseren Körper sein. Und inzwischen weiß man auch, dass für die Entstehung mancher Alters- und Zivilisationskrankheiten nicht zu viel Fett, sondern eine Unterversorgung mit den richtigen Fettsäuren verantwortlich ist.

Ärzte und Ernährungsexperten sind sich deshalb einig, dass die meisten Menschen in Mitteleuropa unter einem Mangel an Omega-3-Fettsäuren und einer zu hohen Zufuhr an Omega-6-Fettsäuren leiden.

Omega-3-Fettsäuren zählen – ebenso wie Omega-6-Fettsäuren – zu den sogenannten »ungesättigten Fettsäuren«. Omega-3-Fettsäuren haben viele gute Eigenschaften: Sie machen das Blut fließfähiger, senken den Cholesterinspiegel, wirken entzündungshemmend und verringern so das Risiko für Herz-Kreislauf-Krankheiten. Omega-6-Fettsäuren bewirken in den meisten Fällen genau das Gegenteil, weshalb ein ausgewogenes Verhältnis zwischen beiden für unsere Gesundheit sehr wichtig ist. Im Alltag nehmen wir etwa 25-mal mehr Omega-6- als Omega-3-Fettsäuren mit der Nahrung auf, ein optimales Verhältnis zwischen Omega-6- und Omega-3-Fettsäuren liegt bei etwa 6 : 1 oder niedriger.

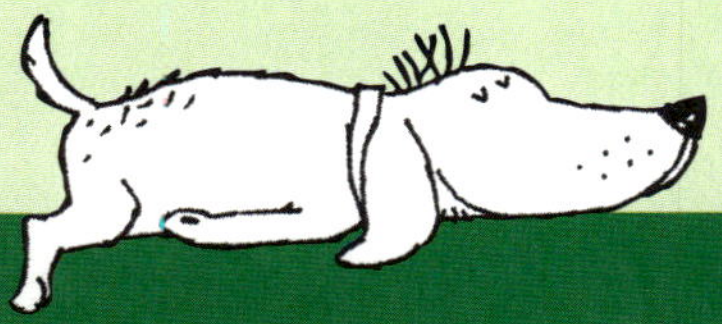

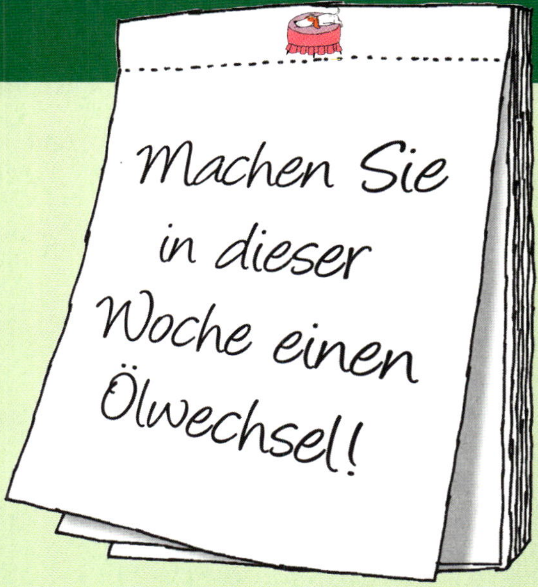

Machen Sie deshalb in dieser Woche einen Ölwechsel: Tauschen Sie Öle mit einem hohen Omega-6-Fettsäure-Gehalt gegen Omega-3-Lieferanten aus. Besonders viele Omega-6-Fettsäuren enthalten Distelöl (ca. 148-mal mehr Omega-6 als Omega-3), Traubenkernöl (ca. 138 : 1) und Sonnenblumenöl (ca. 122 : 1) – diese sollten Sie zukünftig nicht mehr verwenden. Die wichtigen Omega-3-Fettsäuren finden Sie vor allem in Rapsöl (Verhältnis Omega-6 zu Omega-3 ca. 2 : 1), Leinöl (ca. 1 : 4; von allen hier aufgeführten Ölen hat Leinöl die geringste Haltbarkeit. Deshalb immer nur kleine Mengen Leinöl kaufen, in dunklen Flaschen aufbewahren und möglichst schnell verbrauchen. Frisches Leinöl schmeckt leicht nach Leinsamen, altes Leinöl bitter – dieses nicht mehr verwenden), Hanföl (ca. 3 : 1) und Walnussöl (ca. 6 : 1). Diese Öle sollten Sie bevorzugt in Ihrer Küche verwenden. Sie müssen sich zukünftig also nicht das Fett vom Munde absparen, es kommt nur darauf an, dass Sie die richtigen Fette auf den Teller bringen!

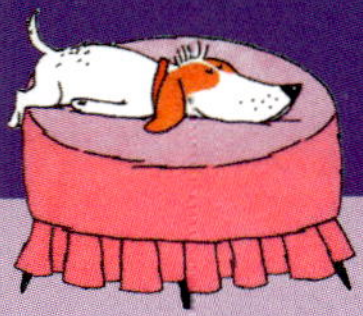

Pflegen Sie ab heute Ihre Zähne jeden Tag besonders gründlich!

Gehören Sie zu den Menschen, die täglich Zahnseide oder Mundspülung benutzen, um Ihre Zähne gründlich zu reinigen? Wenn nicht, dann sollten Sie heute noch damit anfangen, denn regelmäßige Zahnpflege verlängert möglicherweise Ihr Leben. Das können Sie nicht glauben? Tatsächlich haben Menschen, die ihre Zähne nur unregelmäßig und ungenügend reinigen, ein doppelt bis dreifach erhöhtes Risiko für Herzinfarkt und Schlaganfall. Auch andere Herzkrankheiten sollen nicht selten ihre Ursache in schlechter Mundhygiene haben. Bei schlechter Zahnpflege werden vermehrt Bakterien, die normalerweise im

Und so wird die Reinigung inklusive Zahnseide durchgeführt:

1. Zähne mit der Zahnbürste gründlich reinigen.
2. Mit der Zahnseide die Zahnzwischenräume reinigen. Dabei wird die Zahnseide in den Zahnzwischenräumen an beiden Zähnen behutsam bis zu fünfmal auf und ab bewegt.
3. Mit der Zahnbürste noch einmal nachreinigen.
4. Zur optimalen Pflege anschließend noch eine Mundspülung verwenden.

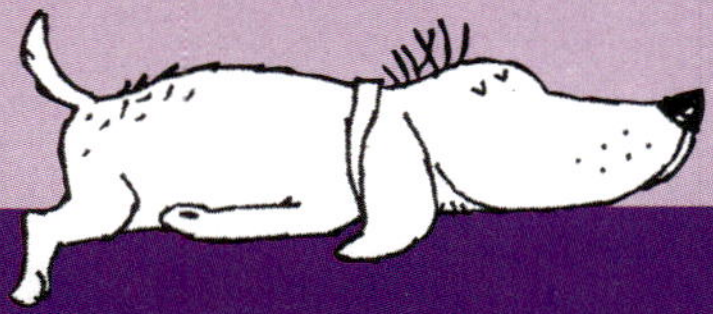

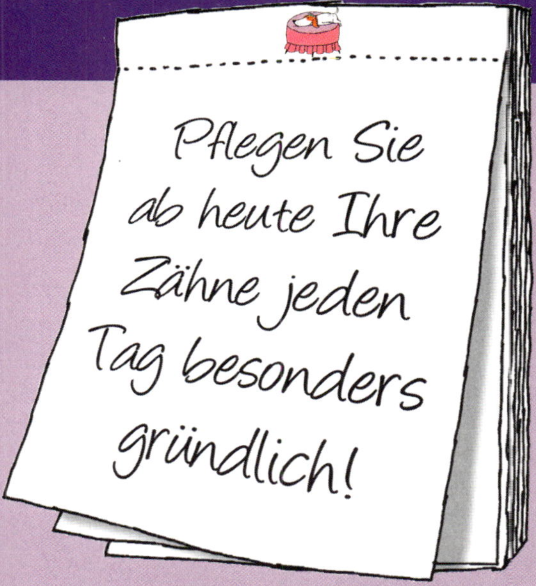

entzündeten Zahnfleisch zu finden sind, in die Blutbahn geschwemmt. Professor Gary Armitage von der Universität von San Francisco fand genau diese Bakterien in den Gefäßablagerungen bei Patienten mit Herz-Kreislauf-Krankheiten. Entzündungen des Zahnfleisches (Parodontitis) äußern sich oft nur durch leichtes Zahnfleischbluten beim Zähneputzen. Doch dieses sollten Sie nicht auf die leichte Schulter nehmen, denn je stärker das Zahnfleisch entzündet ist, desto mehr Keime gelangen in die Gefäße. Mindestens zwei-, besser dreimal täglich die Zähne zu putzen, sollte eigentlich selbstverständlich sein. Doch alleine damit lassen sich die Zahnzwischenräume noch nicht optimal sauber halten. Vierzig Prozent des Zahnes bleiben nämlich ungeputzt, wenn Sie die Zähne nur mit einer Bürste reinigen. Mit Zahnseide, einem einfachen Reinigungsinstrument, können Sie die Zähne auch dort säubern, wo die Zahnbürste nicht hinkommt. Eine Mundspülung komplettiert die Zahnreinigung.

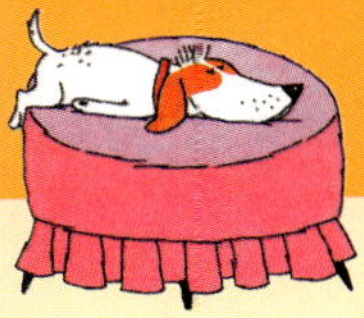

Lernen Sie ab heute jeden Tag zwei Vokabeln einer neuen Sprache!

Unser Gehirn benötigt jeden Tag neue Informationen, um seine Leistungsfähigkeit bis ins hohe Alter zu erhalten. Das Erlernen einer neuen Sprache ist ein hervorragendes Gehirntraining. Sie müssen jedoch dazu keinen teuren Kurs belegen und auch nicht viel Zeit aufwenden. Kaufen Sie sich für diese Wochenempfehlung entweder ein Wörterbuch der von Ihnen favorisierten Sprache oder entnehmen Sie die Vokabeln täglich einem Online-Wörterbuch.

Es reicht aus, sich Tag für Tag nur zwei Vokabeln oder Redewendungen der neuen Sprache einzuprägen und gleichzeitig auf einem Zettel oder in einem Heft zu notieren. Sehr zu empfehlen sind auch »Sprachkalender«. Diese Abreißkalender liefern Ihnen tagtäglich neue Vokabeln oder Redewendungen. Das kleine Kalenderblatt können Sie gut in die Tasche stecken und immer mal wieder zwischendurch draufschauen. (Internetadressen und Buchempfehlungen finden Sie im Literaturverzeichnis S. 117 unter

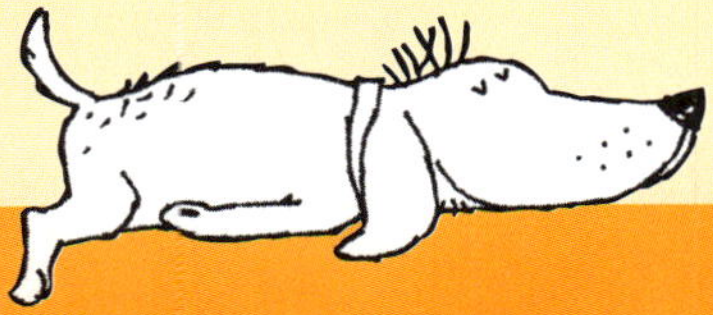

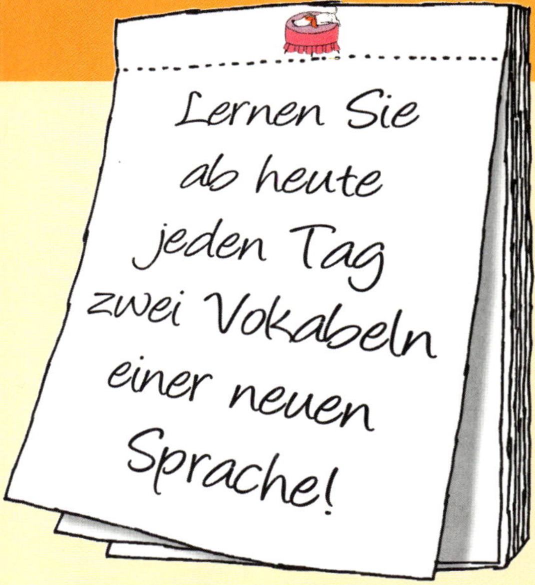

»5. Woche«.) Rufen Sie die Vokabeln mehrmals täglich ab. Das kann im Supermarkt, beim Spaziergang, im Bus oder im Auto an der Ampel sein. Am Ende der Woche wiederholen Sie noch einmal alle Vokabeln der Woche, am Ende des Monats noch einmal die Wörter des gesamten Monats. Das alles ist mit einem sehr geringen Zeitaufwand verbunden. Dennoch erlernen Sie mit dieser Empfehlung innerhalb eines Jahres 730 neue Wörter. Auch wenn viele Sprachen zwischen 200 000 und 400 000 Worte umfassen, so benutzen die meisten Menschen im Alltag nur 1000 bis 1500 Worte ihrer Muttersprache. Mit einem Repertoire von 730 Wörtern und einer Handvoll Grammatikregeln können Sie sich im nächsten Urlaub schon hervorragend verständigen.

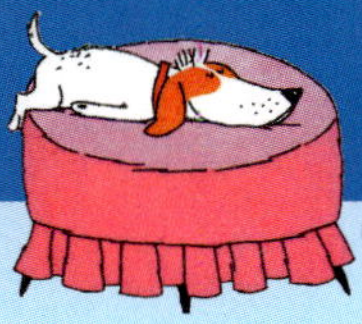

Die Empfehlung für diese Woche verspricht Genuss und Gesundheit in gleichem Maße. Säfte stellen eine wertvolle Ergänzung des täglichen Speiseplans dar. Sie liefern wertvolle Pflanzenstoffe in hoher Konzentration, die unsere Gesundheit fördern und vor so manchen Krankheiten schützen. Ein Glas Saft ersetzt eine Portion Obst oder Gemüse.

Zudem scheinen Säfte in erstaunlicher Weise zum Erhalt der geistigen Leistungsfähigkeit beizutragen. Wer wöchentlich mindestens drei Gläser Obst- oder Gemüsesaft trinkt, kann sein Alzheimer-Risiko um etwa 75% senken. Das erbrachte die Auswertung der Daten von rund 2000 Teilnehmern einer Demenz-Studie (Demenz = Verfall der geistigen Leistungsfähigkeit). Offensichtlich schützen bestimmte Pflanzeninhaltsstoffe im Saft die Gehirnzellen vor Schäden. Auch die Gefäße und die Haut profitieren von der »verjüngenden Wirkung« des Saftkonsums.

Trinken Sie deshalb täglich ab heute ein

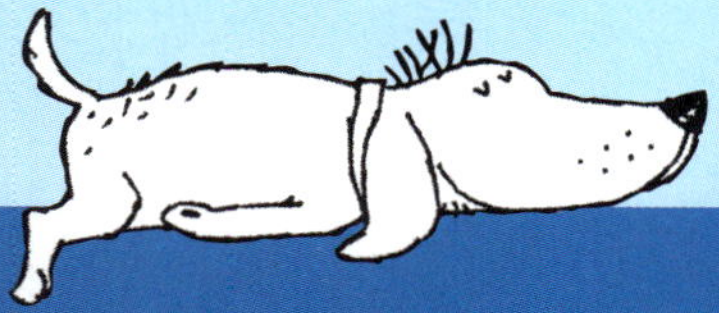

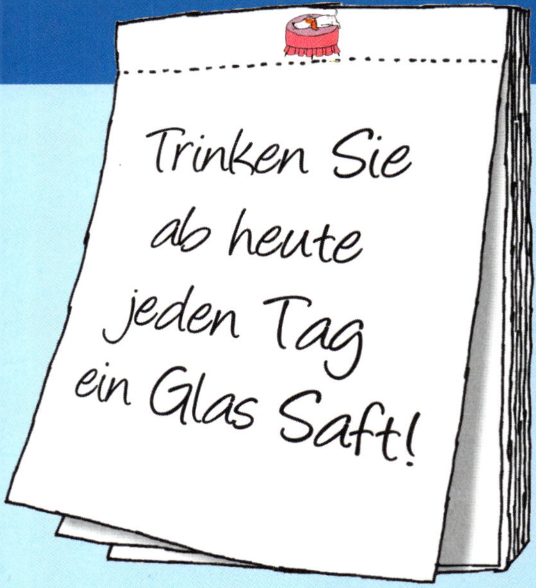

Glas (200 ml) Saft. Bevorzugen Sie Säfte ohne Zuckerzusatz, wenn Sie diese nicht selber frisch pressen. Besonders gesundheitsfördernd sind dunkle Beerensäfte (Holunder, Kirsch, Johannisbeere, Trauben). Diese enthalten oft ein Vielfaches der Schutzstoffmenge, die man in hellen Säften (Orangensaft, Multivitaminsaft) findet. Gute Alternativen zu Fruchtsäften stellen auch Gemüsesäfte dar. Um von den unterschiedlichen Inhaltsstoffen der verschiedenen Säfte zu profitieren, sollten Sie immer mal wieder einen neuen leckeren Saft ausprobieren.

Allerdings stehen Säfte in Bezug auf Ihren Kaloriengehalt den Softdrinks in nichts nach. Berücksichtigen Sie diese Getränke deshalb auch in Ihrer Kalorienbilanz.

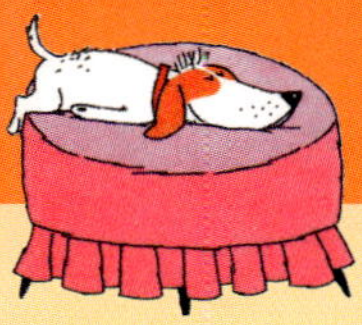

Machen Sie ab heute täglich mindestens 3000 Schritte!

Wer rastet, der rostet! Dieses Sprichwort enthält mehr als nur ein Körnchen Wahrheit, denn Bewegungsmangel lässt uns tatsächlich schneller altern. Das hat ein Team amerikanischer Wissenschaftler um L. F. Cherkas herausgefunden. Der Wissenschaftler untersuchte das biologische Alter anhand der Länge der Telomere (spezieller Altersmarker in den Zellen) an 2401 Zwillingspaaren im Alter zwischen 18 und 81 Jahren. Bewegungsfaule, die sich täglich nur etwa zwei Minuten körperlich betätigten, waren im Durchschnitt biologisch etwa zehn Jahre älter als ihre aktiven Altersgenossen – bei älteren Menschen trat der Unterschied natürlich deutlicher zutage.

Um von diesem Vorteil durch Bewegung zu profitieren, müssen Sie keine Höchstleistungen vollbringen. Die Studie belegt auch, dass täglich mindestens 3000 Schritte den Überlebensvorteil sichern.

Eine andere spannende Entdeckung machten Sportmediziner der Universität Gießen. Sie fanden heraus, dass leichtes Training die Gehirndurchblutung verbessert und dadurch die geistige Leistungsfähigkeit steigert. Besonders wirksam scheint Bewegung vor dem Lernen zu sein.

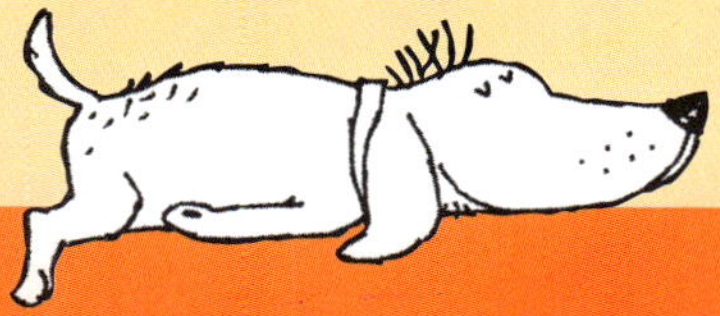

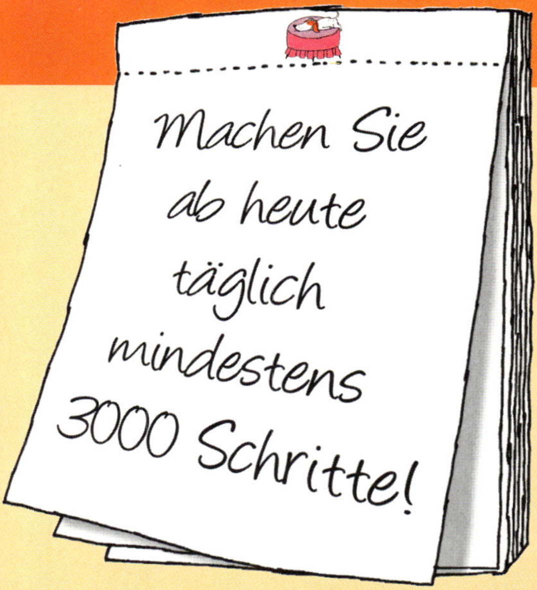

Wir empfehlen Ihnen deshalb, ab heute täglich 3000 Schritte zusätzlich zu tun. Mit diesem Minimalprogramm legen Sie etwa 2–3 km zusätzlich zurück und benötigen dafür etwa 20 bis 30 Minuten Zeit. Die Strecke können Sie entweder bei einem flotten Spaziergang an einem Stück zurücklegen oder auch in mehreren kurzen Einheiten (zu Fuß zum Bäcker gehen, eine U-Bahn-Station früher aussteigen etc.). Nehmen Sie auch öfters die Treppen, jede Treppe ist ein Schritt. Ein Schrittzähler kann die Motivation, täglich 3000 Schritte zu tun, deutlich erhöhen. Gute Modelle gibt es bereits ab 10 Euro.

Und noch eine gute Nachricht: Mehrere Studien haben ergeben, dass man mit diesem Miniprogramm ohne Diät etwa 3% Gewicht pro Jahr verliert!
Kombinieren Sie diese Wochenempfehlung mit der Empfehlung der 2. Woche – Sie sparen Zeit.

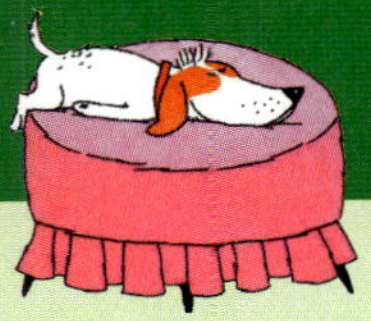

Leisten Sie ab heute jeden Tag einen kleinen Beitrag für die Umwelt!

Sie müssen nicht gleich einer Umweltschutzorganisation beitreten oder eine Initiative für Umweltschutz gründen (was natürlich auch sehr lobenswert ist). Wenn Sie aber ab heute jeden Tag nur einen kleinen Beitrag für die Umwelt liefern, schont das nicht nur die Natur, sondern macht sich auch auf Dauer in Ihrem Geldbeutel bemerkbar und gibt Ihnen das gute Gefühl, selber aktiv zu werden.

Hier ein paar Mini-Ideen für jeden Tag:

- **Licht aus.** Wenn Sie abends vor dem Fernseher sitzen, muss nicht in allen Räumen das Licht brennen. Mit der Aktion »Licht aus«, bei der Haushalte in Deutschland, Österreich und der Schweiz am 8. Dezember 2007 um 20 Uhr für fünf Minuten die Lichter ausschalten sollten, wollte man auf diese Energiesparmöglichkeit aufmerksam machen. Nach Berechnung des Öko-Instituts in Darmstadt könnten deutschlandweit jährlich 343 Tonnen CO_2 eingespart werden, wenn nur jeder zweite Haushalt täglich fünf Minuten das Licht löschen würde.
- **Glühbirnen-Tausch:** Der Einsatz von Energiesparlampen ist noch effektiver als das »Licht ausschalten«. Würde man 50% der gewöhnlichen Glühbirnen durch Energiesparlampen ersetzen, könnte man damit in Deutschland 2,5 Mio. Tonnen CO_2 pro Jahr einsparen – 7000-mal mehr CO_2-Einsparung als durch das fünfminütige Ausschalten des Lichts (nach Berechung des Öko-Instituts). Energiesparlampen (ESL) sind inzwischen auch in den Lichtfarben »extra warmweiß« und »warmweiß« er-

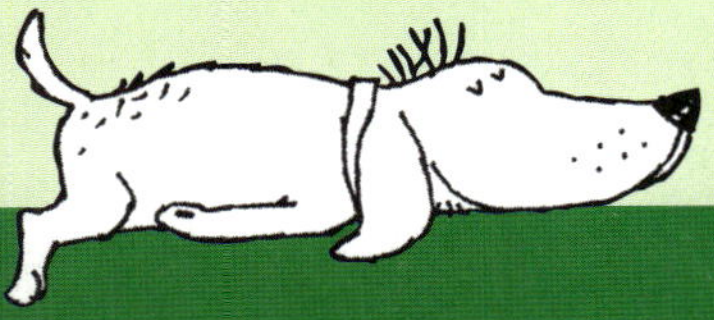

hältlich. »Extra warmweiß« entspricht dabei dem gemütlichen Licht einer konventionellen Glühbirne und verbreitet nicht mehr die »Kelleratmosphäre« der früheren ESL. Energiesparlampen machen vor allem dort Sinn, wo sie lange brennen können und nicht zu häufig an- und ausgeschaltet werden.

- **Keinen Stand-by-Modus:** Fernseher, Computer oder Stereoanlagen fressen auch im Stand-by-Modus Energie. Eine Studie der Elektroindustrie hat gezeigt, dass die Stromkosten für die Stand-by-Bereitschaft am Jahresende oft höher liegen als für den eigentlichen Betrieb – gerade bei den steigenden Strompreisen ein wertvoller Tipp. Deshalb: Stecker ziehen und den Energiebedarf um mehr als 50% verringern.

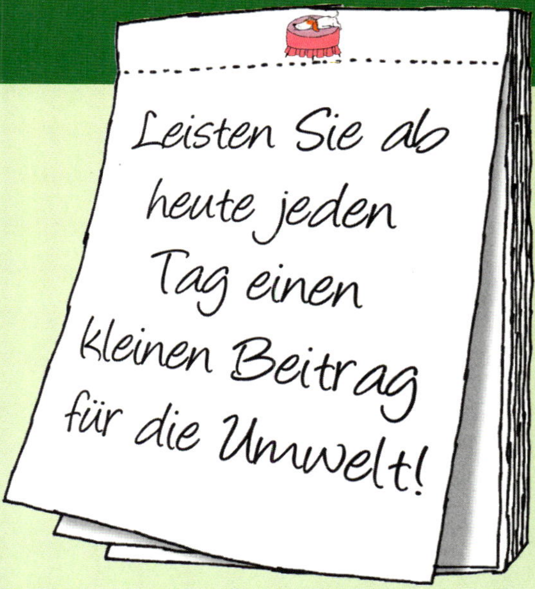

- **Deckel drauf:** Wann immer möglich, Töpfe und Pfannen mit einem exakt passenden Deckel verschließen. So geht weniger Wärme verloren. Der Topf- oder Pfannenboden sollte mit der Kochstelle übereinstimmen. Ist er zu groß, wird die Ankochdauer länger. Ist er zu klein, geht Wärme verloren.

Das sind natürlich nur kleine Beiträge, aber wie bei unseren übrigen Empfehlungen sind sie wirkungsvoll, wenn sie tagtäglich durchgeführt und beachtet werden.

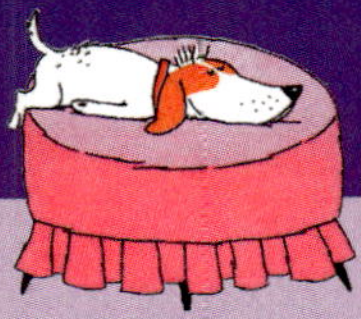

Gehen Sie ab heute großzügig mit Lob um!

Wann sind Sie zuletzt gelobt worden? Erinnern Sie sich noch daran? Dann wissen Sie auch, wie gut ein ernst gemeintes Lob tut und wie beflügelnd und motivierend es wirken kann. Doch wann haben Sie zuletzt selber gelobt? Ein ehrliches Lob geht dem Gelobten runter wie Honig, rettet den Tag, macht glücklich und zufrieden und fällt – wenn die Anerkennung nicht mit Hintergedanken verbunden ist oder zum Zwecke der Manipulation ausgesprochen wurde – immer positiv auf den Lobenden zurück. Mit einem Lob kann man neue Freunde gewinnen und alte Freundschaften festigen. Leider geben wir viel zu selten ein positives Feedback. Natürlich bemerken wir, dass unser Kind sich bei dem Bild besonders bemüht hat, dass die Freundin eine neue, schicke Frisur trägt oder der Kollege heute besonders erholt aussieht – aber aus unerklärlichen Gründen behalten wir diese Erkenntnisse für uns. Unerklärlich deshalb, weil ein Lob, ein nettes Wort nicht nur umsonst und jederzeit verfügbar ist, sondern in den meisten Situationen allen Beteiligten nutzt. Sie schaffen mit einer freigiebigeren Verteilung

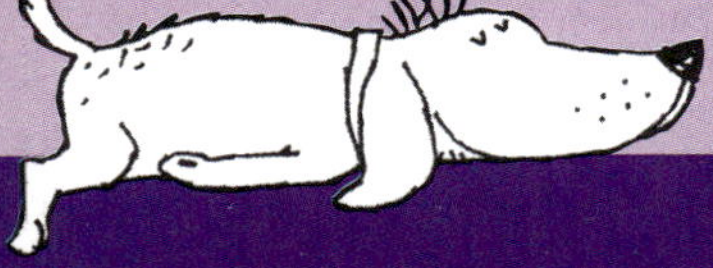

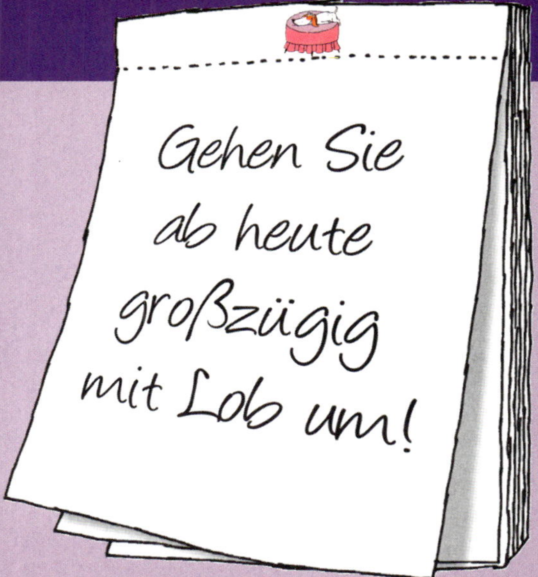

von Lob sozusagen eine »Win-win-Situation«. Ein Lob vom Chef erhöht die Zufriedenheit der Angestellten und verbessert das Betriebsklima. Und das ist – so das Ergebnis einer Emnid-Befragung – vielen Mitarbeitern sogar wichtiger als eine Gehaltserhöhung. Kinder brauchen Lob, das von Herzen kommt, dann wirkt es wie Dünger für ein zartes Pflänzchen. Es macht Kinder stark und selbstsicher. Doch auch die Verkäuferin, die uns immer mit einem freundlichen Lächeln begrüßt, oder der Busfahrer, der uns nicht die Tür vor der Nase zuschlägt, haben hin und wieder ein Lob, ein freundliches Wort oder ein herzliches Dankeschön verdient. Machen Sie sich und Ihrer Umwelt das Leben leichter und angenehmer. Nutzen Sie die Kraft des ehrlich gemeinten Schulterklopfens und geben Sie ab heute Ihren Mitmenschen öfters ein Feedback, über das sie sich freuen können.

Woche 9

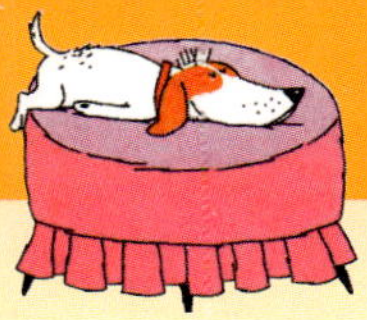

Frühstücken Sie ab heute jeden Morgen – am besten Vollkornprodukte!

Suchen Sie nach einer einfachen Möglichkeit, zufriedener in den Tag zu starten, ihre Konzentration und geistige Leistungsfähigkeit zu verbessern? Dann sollten Sie sich jeden Morgen ein Vollkorn-Frühstück gönnen. Denn Ernährungsexperten sind sich einig: Das Frühstück ist die wichtigste Mahlzeit des Tages.

Dennoch gehen 17 % der Deutschen jeden Morgen ohne Frühstück aus dem Haus, 10 % Prozent frühstücken nur selten – das hat eine repräsentative Forsa-Befragung ergeben, die 2007 im Auftrag der DAK durchgeführt wurde. Dabei ist ein Start in den Tag ohne Frühstück wie Segeln ohne Wind. Am Morgen sind nämlich die Kohlenhydratspeicher – die Energielieferanten unseres Körpers – fast völlig entleert. Mit dem Frühstück füllen wir die Batterien wieder auf und stellen dem Organismus ausreichend »Treibstoff« zur Verfügung.

Morgens sollte die Mahlzeit deshalb kohlenhydratreich sein. Vor allem Vollkornbrot, zuckerfreie Müslimischungen, Nüsse oder Körnerbrei sind die idealen Frühstücksbegleiter. Ein solches Frühstück macht uns nicht nur gesünder, sondern auch zufriedener und konzentrierter:

Anne Nilson von der schwedischen Universität Lund konnte nachweisen, dass Personen, die morgens ausschließlich

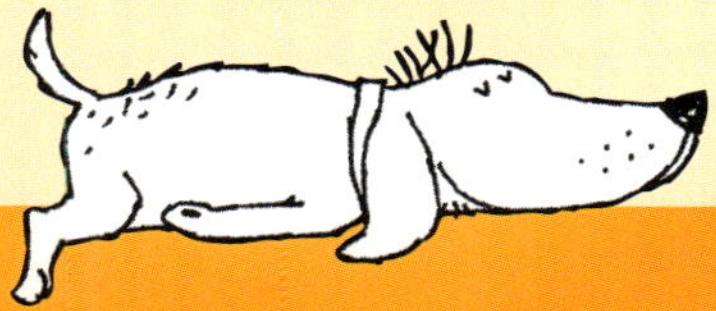

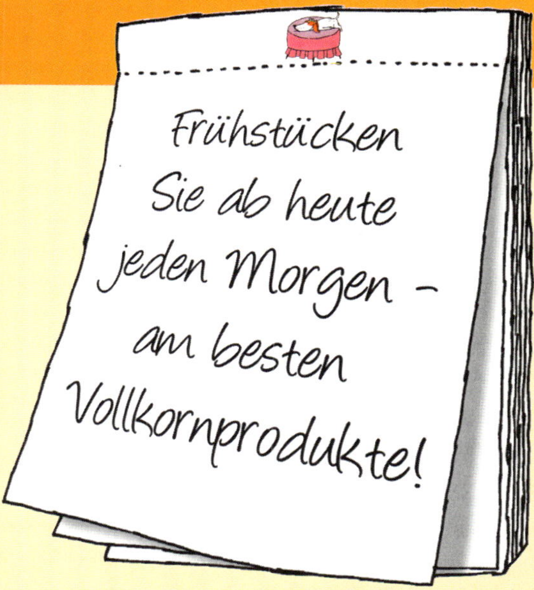

Vollkornprodukte zum Frühstück verzehrten, sich bis zum Abend besser konzentrieren konnten und weniger Fehler machten.

Das Kohlenhydrat-Frühstück hat darüber hinaus noch einen angenehmen Nebeneffekt: Es lässt den Spiegel des Glückshormons Serotonin, der in der Nacht stark abgesunken ist, rasch wieder ansteigen. Serotonin macht glücklich und ausgeglichen. Zudem hält ein vollkornbetontes Frühstück den Blutzuckerspiegel bis zu zehn Stunden stabil – das lässt nicht nur die Pfunde schmelzen, sondern schützt nachweislich auch vor Zuckerkrankheit und Herz-Kreislauf-Beschwerden.

Tierische Eiweiße wie Speck, Eier und Wurst sind keine gute Grundlage für den Start in den Arbeitstag, denn sie machen müde und träge und mindern die körperliche und geistige Leistungsfähigkeit. Überdenken und ändern Sie deshalb ab heute Ihre Frühstücksgewohnheiten.

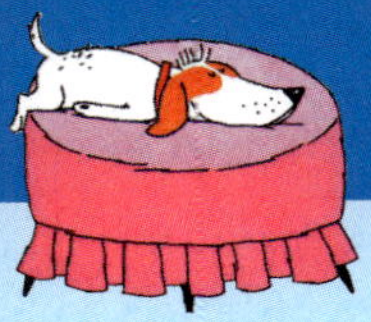

Versuchen Sie ab heute mehr zu schlafen!

Ausreichend Schlaf ist keine Zeitverschwendung, sondern aktive Gesundheitsförderung und Schönheitspflege! Untersuchungen haben gezeigt, dass schlafen schlank macht – obwohl man im Schlaf deutlich weniger Kalorien verbraucht. Schlafen senkt außerdem das Risiko für zahlreiche Erkrankungen und verbessert auch noch die geistige Leistungsfähigkeit.

James Gangwisch von der Columbia-Universität in New York wertete die Schlafdaten von 18 000 Personen (zwischen 32 und 59 Jahren) aus. Das Ergebnis: Personen, die regelmäßig weniger als vier Stunden schliefen, hatten mit 73 % das größte Risiko für Übergewicht. Selbst bei sechs Stunden Schlaf pro Nacht lag das Übergewichtsrisiko noch 23 % höher als bei Personen, die ausreichend schliefen. Bei Schlafmangel werden Hormone ausgeschüttet, die das Hungergefühl verstärken und den Appetit anregen.

Die gleiche amerikanische Forschergruppe fand zudem heraus, dass Langschläfer seltener an Bluthochdruck und Zuckerkrankheit erkranken.

Doch die meisten Menschen schlafen zu wenig. Seit 1910 hat sich die durchschnittliche Schlafdauer der Deutschen von neun auf 7,5 Stunden verringert. 32 % der Frauen und Männer zwischen 16

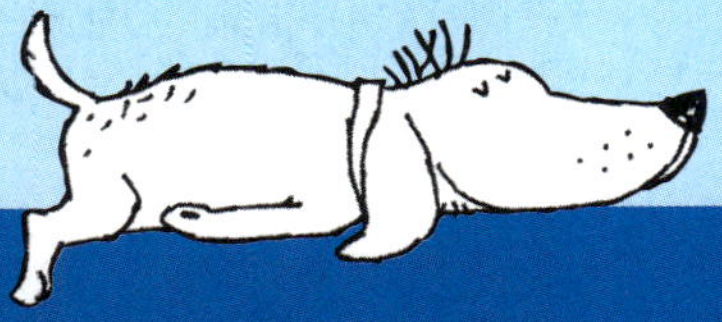

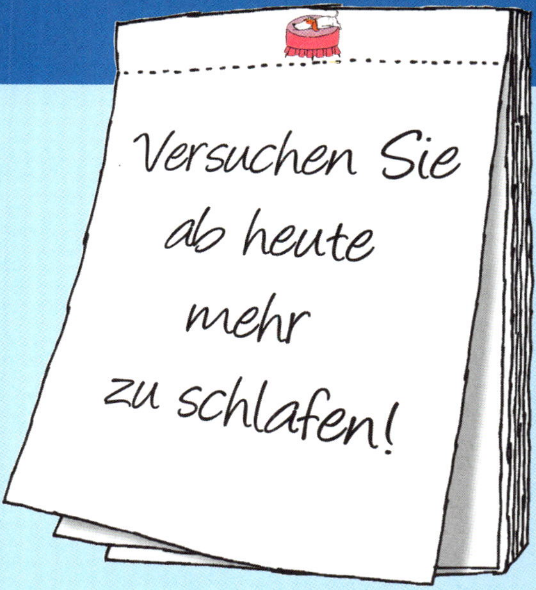

und 74 bringen es sogar nur auf sechs oder weniger Stunden Nachtschlaf (Umfrage der Zeitschrift »Young Care« an 3323 Personen, 2006).

Wir empfehlen Ihnen deshalb, ab heute Ihre Schlafdauer allmählich auf acht Stunden zu verlängern. Am besten geschieht das schrittweise, bis Sie eine optimale Schlafdauer erreicht haben. Zum besseren Ein- und Durchschlafen haben sich folgende Maßnahmen bewährt:

- Gehen Sie immer zur selben Zeit ins Bett!
- Drei Stunden vor dem Schlafengehen sollten Sie nichts mehr essen!
- Das Schlafzimmer sollte gut gelüftet und etwa 18 °C warm sein!
- Trinken Sie nach 15 Uhr keine koffeinhaltigen Getränke!
- Behalten Sie immer dieselben Rituale vor dem Schlafengehen bei!
- Nutzen Sie – wenn nötig – bewährte pflanzliche Einschlafhilfen wie Hopfen, Baldrian und Melisse!

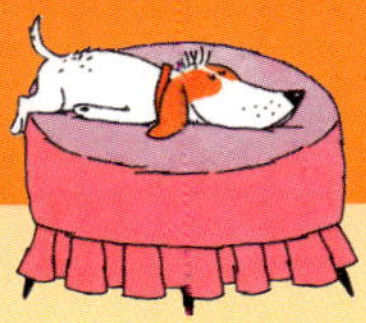

Meine Damen und Herren der Abschlussklasse 1997, benutzt Sonnenschutz«, begann die amerikanische Journalistin Mary Schmich ihre an die Highschool-Absolventen gerichtete Kolumne, die am 1. Juni 1997 in der *Chicago Tribune* erschien. »Die langfristigen Vorteile sind durch Wissenschaftler bewiesen. Meine restlichen Vorschläge beruhen lediglich auf Erfahrung.« Es folgten zahlreiche Lebensweisheiten. Schmich beendete den Artikel mit den Worten: »Seid vorsichtig, wessen Ratschläge Ihr annehmt … Doch den einen nehmt an: Sonnenschutz!«

Wir können uns diesem Ratschlag nur anschließen. Denn nichts – außer vielleicht Zigarettenrauch – lässt unsere Haut so schnell altern wie zu viel Sonne. Wer regelmäßig Sonnenbäder nimmt und dazu noch täglich stark raucht, hat elfmal mehr Falten als ein Nichtraucher, der regelmäßig Sonnenschutz anwendt – so das Ergebnis einer japanischen Untersuchung. Die UV-Strahlen (man unterteilt diese in UV-A- und UV-B-Strahlen) im Sonnenlicht sind sowohl für die Bräune als auch für die Falten verantwortlich und spielen bei der Hautkrebsentstehung eine Rolle.

Doch die wenigsten schützen ihre Haut wirklich konsequent vor Sonnenlicht. Während die meisten Menschen im Urlaub an die Lichtschutzcreme denken, verwendet nur jeder Dritte beim Sport oder der Gartenarbeit und sogar nur jeder

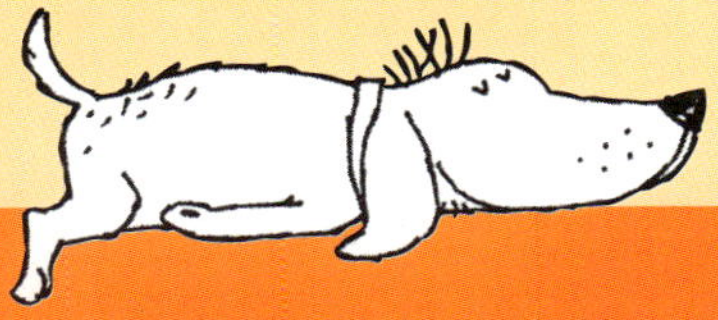

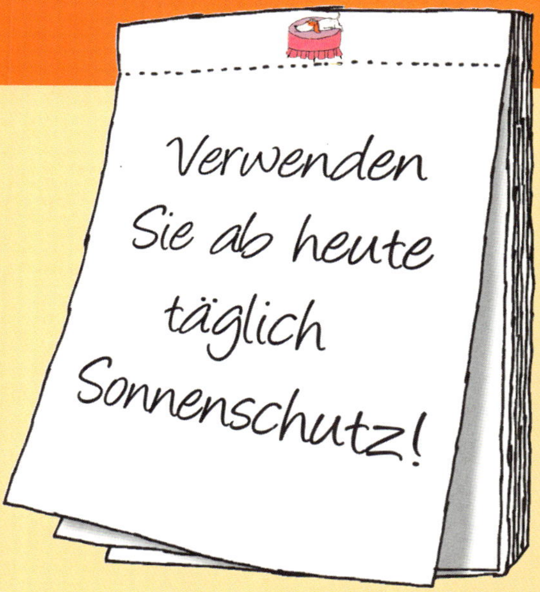

Vierte in der Mittagspause oder beim Spaziergang Sonnenmilch. Schützen Sie deshalb ab heute täglich, bevor Sie das Haus verlassen, Gesicht, Hals, Dekolleté und Hände mit einem Sonnenschutzpräparat. Vor allem in den sonnenreichen Monaten März bis Oktober sowie an sonnigen Wintertagen sollten Sie dieser Empfehlung folgen. Denn schon bevor ein Sonnenbrand entsteht, altert die Haut.

Achten Sie darauf, dass Ihr Sonnenschutzpräparat nicht nur einen Lichtschutzfaktor (LSF, schützt vor UV-B-Strahlen) besitzt, sondern auch ein UV-A-Schutz extra auf der Packung ausgewiesen ist. Die Höhe des LSF hängt vom Hauttyp, der Umgebung und dem sogenannten UV-Index ab. Der UV-Index ist ein Maß für die Lichtintensität und wird im Sommer in den Wetternachrichten, der Tageszeitung oder im Internet mitgeteilt. Als Faustregel gilt, je höher der UV-Index, je heller die Haut, je mehr reflektierende Flächen (Wasser, Schnee, Sand), je näher am Äquator und je höher im Gebirge Sie sich aufhalten, desto stärker muss der Sonnenschutz sein. Mehr Informationen zum Sonnenschutz gibt es auch in unserem Internetportal unter *www.bleibjung.de.*

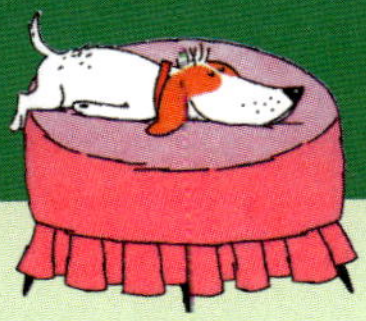

Fast alle körperlichen Fähigkeiten, die wir nicht regelmäßig trainieren, werden nach und nach schlechter. Das gilt auch für die Körperbalance. Sie sollten deshalb Ihre Körperbalance regelmäßig trainieren, denn diese Fähigkeit ist für unser Wohlbefinden genauso wichtig wie Ausdauer, Beweglichkeit, Kraft und Koordination. Gleichgewichtstraining verbessert die Körperhaltung und lockert die Muskulatur. Kinder sind uns bei Gleichgewichtsübungen überlegen: Sie balancieren auf der Bordsteinkante und hüpfen auf einem Bein. Etwas ältere Kinder trainieren diese Fähigkeit regelmäßig durch Rollschuh- und Skateboardfahren; auch freihändig auf dem Rad zu fahren ist günstig für den Gleichgewichtssinn. Ein Drahtseilartist, der jeden Tag Gleichgewichtsübungen macht, kann auch mit 70 Jahren noch problemlos das Drahtseil überqueren. Wer sich aber nicht durch solche – auch weniger artistische – Übungen fit hält, für den wird es mit der Zeit immer schwerer, seinen Körper auszubalancieren, denn das Gleichgewichtsorgan

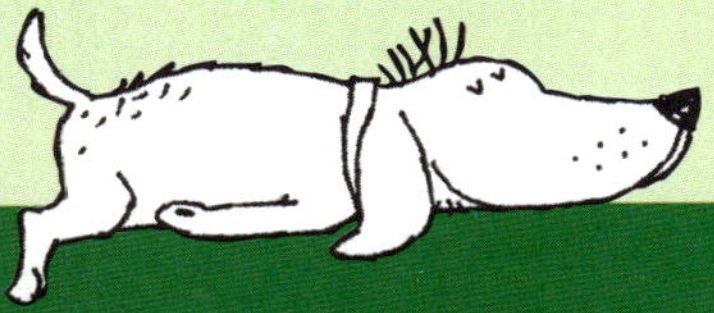

im Innenohr wird schwächer, wenn es nicht trainiert wird.
Wirkungsvolle Gleichgewichtsübungen lassen sich leicht und ohne Zeitaufwand in den Alltag einbauen. Sie können schon morgens beginnen. Stellen Sie sich beim Zähneputzen auf ein Bein. Trainieren Sie abwechselnd auch das Balancieren auf dem anderen Bein. Wenn Sie diese Übung leicht beherrschen, schließen Sie auch noch die Augen – das erschwert die Übung. Alternativ dazu können Sie auch auf einer Linie am Boden oder am Bordstein entlang balancieren oder auf einem Bein stehend die Schuhe zubinden. Möglichkeiten, die Balance zu schulen, bieten sich im Alltag überall – nutzen Sie diese Trainingsmöglichkeiten.

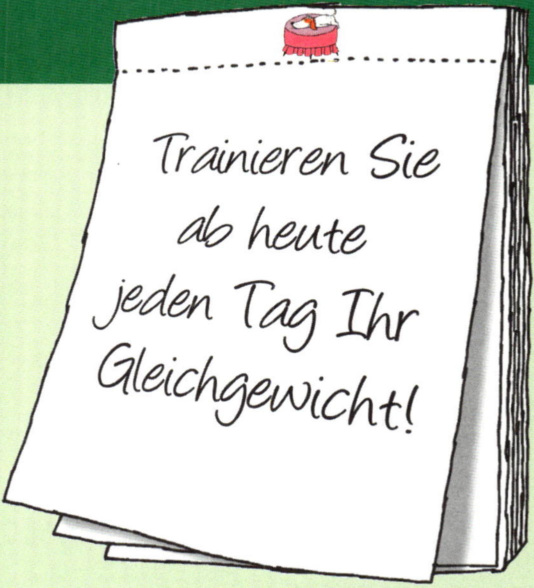

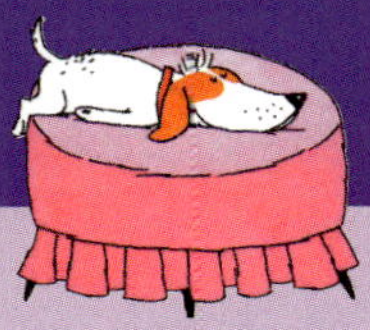

Naschen Sie ab heute täglich etwas dunkle Schokolade!

Verkneifen Sie sich ab heute Ihren Appetit auf (dunkle!) Schokolade nicht mehr. Die braune Nascherei ist Gesundheit pur und wirkt manchmal wie ein Medikament. Vor mehr als zehn Jahren erschien der erste Artikel in einer medizinischen Fachzeitschrift über die gesundheitsfördernde Wirkung von Schokolade. Was damals noch belächelt wurde, konnte inzwischen in einer ganzen Reihe von Untersuchungen bestätigt werden. So reduziert der regelmäßige Verzehr von Schokolade mit einem hohen Kakaoanteil das Risiko für Herz-Kreislauf-Erkrankungen, verbessert die Durchblutung der Gefäße, schützt die Haut, senkt den Cholesterinspiegel und reduziert Entzündungen.

Schon der Genuss von nur 40 g dunkler Schokolade mit einem Kakaoanteil von über 70 % hat nachweislich eine blutverdünnende Wirkung ähnlich wie Aspirin. Bereits zwei Stunden nach dem Verzehr lässt sich eine Erweiterung der Herzkranzgefäße feststellen und eine verbesserte Durchblutung des Herzmuskels nachweisen.

Schweizer Forscher haben herausgefunden, dass in der Schokolade enthaltene »Polyphenole« – das sind Schutzstoffe, die gefährliche Sauerstoffradikale unschädlich

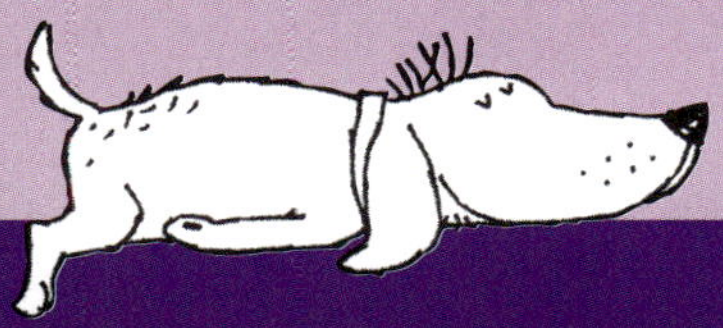

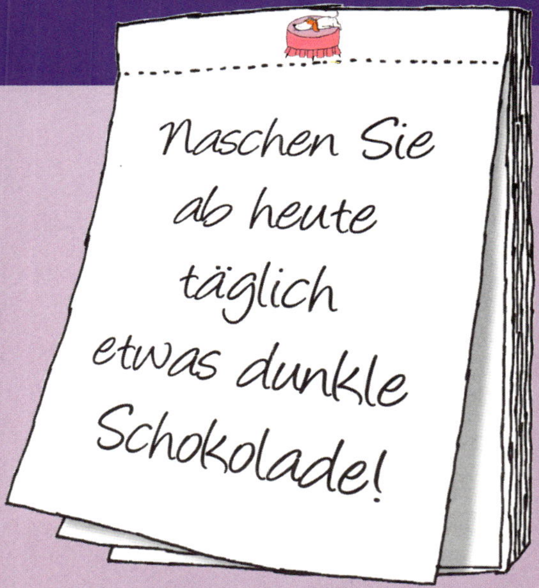

machen – im Magen nicht abgebaut werden, sondern ins Blut gelangen, wo sie ihre Wirkung entfalten können. Aktuelle Untersuchungen zeigten, dass nach dem Genuss von dunkler Schokolade der Gehalt an Schutzstoffen (Antioxidantien) im Blut deutlich ansteigt. Aber Vorsicht: Milch – egal ob in der Schokolade oder dazu getrunken – hebt die Wirkung leider völlig auf – kein Freispruch also für die Milchschokolade.

Um von der Heilkraft der Schokolade profitieren zu können, sollten Sie diese wohldosiert wie ein Medikament und nicht wie ein Nahrungsmittel genießen. Je dunkler die Schokolade ist, desto höher ist übrigens der Anteil an schützenden Gerbstoffen und Polyphenolen. Sie sollten deshalb ab heute Schokolade mit mindestens 70 % Kakaoanteil bevorzugen – für Fortgeschrittene gibt es die Nascherei sogar mit 99 % Kakaoanteil. Empfohlene Dosierung: täglich eine Rippe Schokolade.

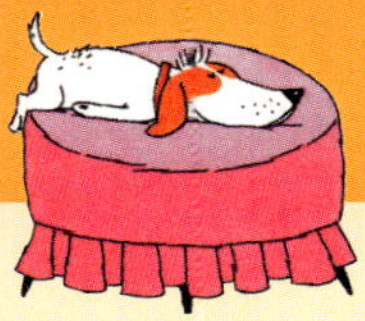

Gute Freunde sind etwas Besonderes und Wertvolles. Sie sind nicht nur da, wenn man sie braucht, teilen Freud und Leid, trösten uns und bringen uns zum Lachen. Nein, echte Freunde machen uns auch gesünder. Sie senken nachweislich das Risiko für chronische Erkrankungen, Unfälle und psychische Beeinträchtigungen. Schon ein einziger wahrer Freund kann unser Leben verlängern, stellte die australische Psychologin Lynne Giles fest. Auch die Wahrscheinlichkeit, sich von schweren Erkrankungen schneller wieder zu erholen, steigt mit der Anzahl echter Freunde – das fanden die amerikanischen Wissenschaftler David Spiegel (Stanford University School of Medicine) und Eric Loucks (Harvard School of Public Health) heraus. Sie machten noch eine weitere Entdeckung: Vor allem ältere Männer mit wenigen oder nur sehr oberflächlichen sozialen Kontakten haben ein deutlich höheres Risiko für Herz-Kreislauf-Krankheiten als kontaktfreudige Menschen mit vielen Freunden und zahlreichen Sozialkontakten. Wichtig für die Herzgesundheit scheint die Anzahl enger Freunde, der gute Kontakt zu Familienmitgliedern oder eine rege Aktivität in Vereinen und kirchlichen Organisationen zu sein. Wer seinen Mitmenschen freundlich gegenübertritt und

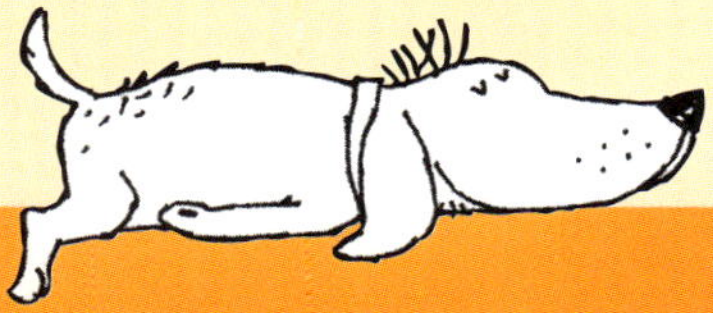

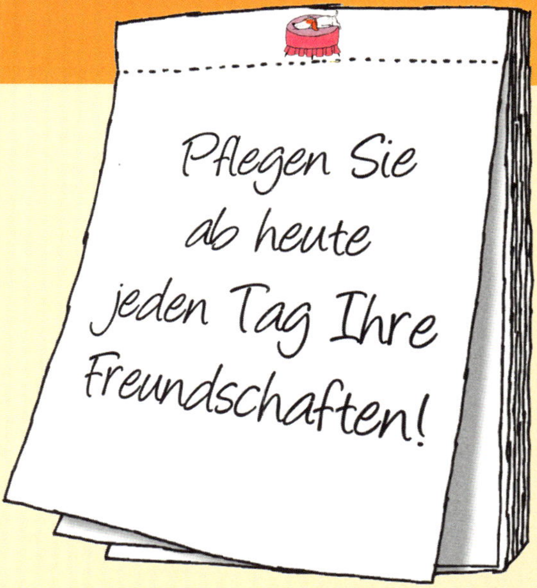

Freundschaften aktiv pflegt, weist sogar bessere Blutfettwerte auf. Vor allem das schützende HDL-Cholesterin steigt bei diesen Menschen an, wie die aktuelle »Normative Aging Study« belegt. Feindseligkeit und Misstrauen gegenüber den Mitmenschen ist hingegen ein Risikofaktor für unsere Herzgesundheit, vergleichbar mit der schädlichen Wirkung von Rauchen, hohem Blutdruck oder Übergewicht. Freunde zaubern nicht nur ein Lächeln auf unser Gesicht, sie beeinflussen sogar die Biochemie in unserem Körper. Sie verändern nachweislich die Botenstoffe in unserem Gehirn, stärken das Abwehrsystem und lassen Entzündungswerte sinken. »Gute Freunde versetzen unser Gehirn und unseren Körper in einen optimalen Zustand«, fasst der amerikanische Psychologe Daniel Goleman diese Erkenntnisse zusammen. Pflegen Sie auch deshalb ab heute Ihre Freundschaften wieder mehr. Vielleicht nutzen Sie diese Wochenempfehlung, um gleich mal eine alte Bekanntschaft aufzufrischen oder einen guten Freund einzuladen.

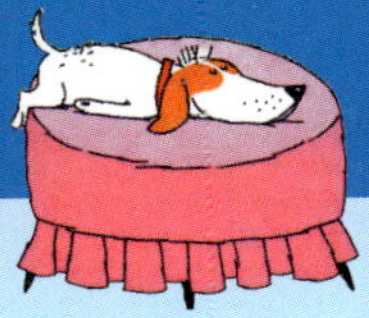

Kauen Sie ab heute jeden Tag Kaugummi!

Kaugummis haben nicht den besten Ruf: Sie können Kleider, Möbel, Haare und Bürgersteige verkleben. Weder beim Vorstellungsgespräch noch bei Vertragsverhandlungen oder beim Geschäftsessen wird Kaugummikauen gerne gesehen. Dennoch ist Kaugummikauen eine sinnvolle und gesunde Beschäftigung, der Sie ab heute öfters nachgehen sollten.

Wissenschaftler der britischen Universität Northumbria überprüften an 75 Studenten die Wirkung von Kaugummikauen auf das Kurz- und Langzeitgedächtnis: Während den Probanden Telefonnummern und Vokabeln gezeigt wurden, sollte eine Gruppe Kaugummi kauen, eine zweite Gruppe Kaubewegungen ohne Kaugummi ausführen und die Studenten in der dritten Gruppe durften den Kiefer gar nicht bewegen. Tatsächlich schnitten die Kaugummi kauenden Studenten in allen Tests wesentlich besser ab als die Probanden aus den beiden anderen Gruppen. Der Intelligenzforscher Dr. Siegfried Lehrl von der Universität Erlangen geht davon aus, dass Personen, die während des Lernens Kaugummi kauen, etwa 30 % mehr Informationen behalten als »Nicht-Kaugummikauer«. Verantwortlich für diese positiven Effekte auf Konzentration und Merkfähigkeit ist wahrscheinlich eine Verbesserung der Blut- und Sauerstoffversorgung des Gehirns. Der Herzschlag erhöht sich etwas und durch die Arbeit der Kaumuskeln wird mehr Blut in den Kopf

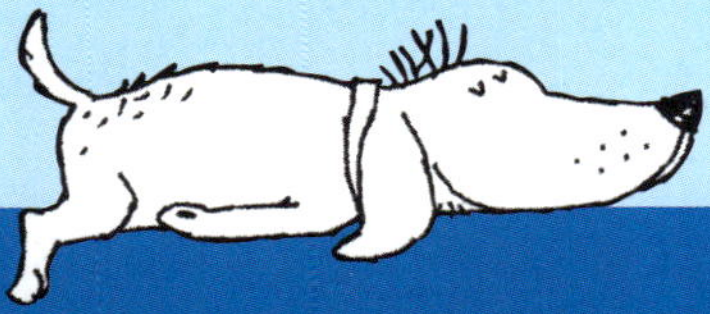

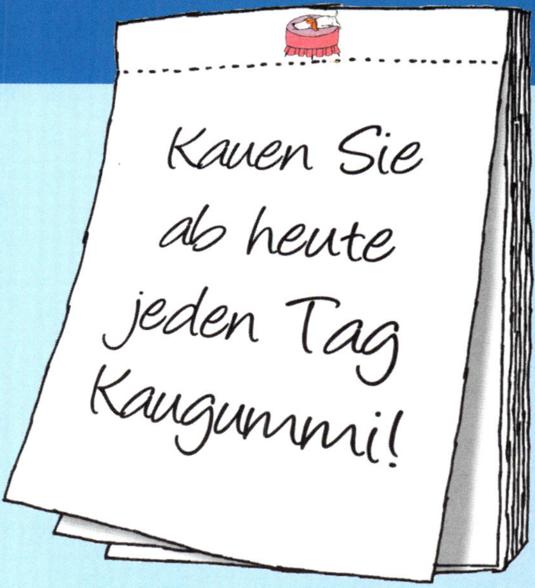

gepumpt. Durch eine Reizung des dichten Nervennetzes im Mund hat Kaugummi kauen sowohl eine anregende als auch eine entspannende Wirkung.

Empfindliche Ohren profitieren ebenso vom regelmäßigen Kauen. Nicht nur im Flugzeug lässt sich so der Druck auf den Ohren ausgleichen. Auch im Flachland trägt der Kaugummi zu einer guten Belüftung des Mittelohrs bei. Keime können sich schlechter einnisten, Mittelohrentzündungen lassen sich so verhindern. Sogar nach Darmoperationen brachte Kaugummi kauen die Verdauung schneller wieder in Schwung.

Am bekanntesten ist aber sicher der Kaugummieffekt auf die Zähne. Durch die Anregung des Speichelflusses werden schädliche Säuren neutralisiert, die Zähne werden so vor Karies besser geschützt. Die Kaugummis für Ihr tägliches Kauvergnügen sollten zuckerfrei und möglichst xylithaltig sein. Der Zuckeraustauschstoff Xylit hat keinerlei zahnschädigende Wirkung. Dennoch sollten Sie die Anzahl der Kaugummis auf drei bis fünf Stück täglich beschränken, denn in hohen Dosen kann Xylit zu Durchfällen führen.

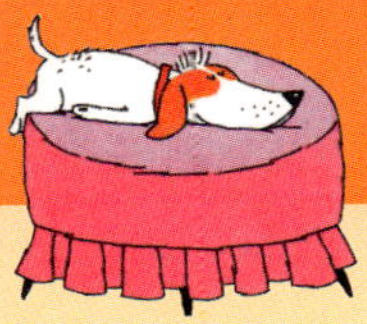

Bei kaum einem anderen Nahrungsmittel konnten in den vergangenen Jahren so viele positive Wirkungen nachgewiesen werden wie bei grünem Tee. Der Jungbrunnen aus Fernost schützt nachweislich vor zahlreichen Krankheiten: Das geht unter anderem aus einer Studie hervor, an der mehr als 40 000 Japaner im

Wichtige Hinweise, um von der Schutzwirkung des grünen Tees zu profitieren:

- Tee lange genug ziehen lassen! Verantwortlich für die vielen guten Eigenschaften des Tees sind Polyphenole, Pflanzenstoffe, die in den Teeblättern in hoher Konzentration enthalten sind. Der Polyphenolgehalt hängt von der Aufgussdauer ab: Nach fünf Minuten werden 84 %, nach zehn Minuten 97 % der Tee-Polyphenole extrahiert.
- Die tägliche Dosis sollte zwischen zwei und sechs Tassen liegen.
- Keine Milch in den Tee (gilt auch für schwarzen Tee)! Das führt zum totalen Verlust der Gesundheitswirkung, denn Milch verhindert die Polyphenolresorption.
- Für Vieltrinker: Gute Teegeschäfte bieten auch koffeinarmen bzw. entkoffeinierten Grüntee an.

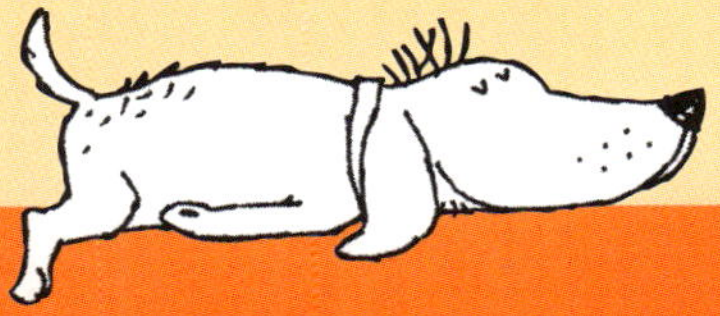

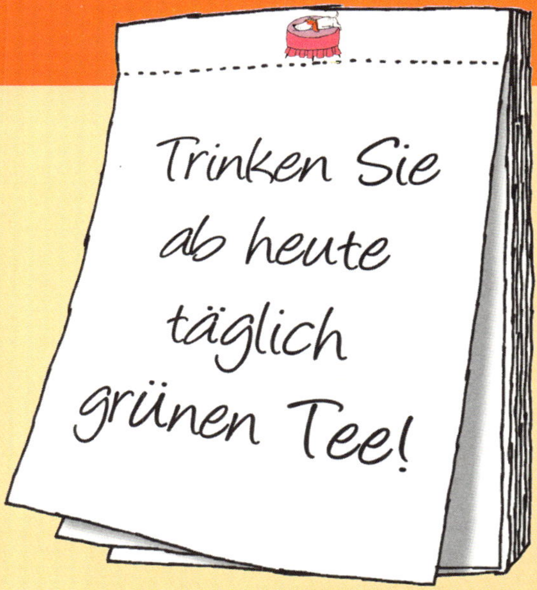

Alter von 40 bis 79 Jahren teilnahmen. Shinichi Kuriyama und seine Kollegen von der Tohoku-Universität in Sendai stellten fest: Je höher der Teekonsum der Probanden, desto niedriger lag die Sterberate. Von den Testteilnehmern, die regelmäßig fünf Tassen grünen Tee oder mehr tranken, starben während der Studiendauer 16 % weniger als von jenen, die nie oder nur selten Tee konsumierten. Herzinfarkte und Schlaganfälle sanken bei den Vieltrinkern sogar um 26 %.

Doch grüner Tee hat noch mehr zu bieten: Er schützt vor Zuckerkrankheit und senkt den Blutfettspiegel, da bei regelmäßigem Genuss weniger Zucker und Nahrungsfette aus dem Darm aufgenommen werden. Davon profitieren auch Figurbewusste. Experten vermuten, dass vier Tassen Tee (400 ml) täglich den Fettstoffwechsel aktivieren und so beim Abnehmen helfen. Zudem schützt regelmäßiger Konsum von grünem Tee die Haut vor Sonnenbrand und Hautalterung, verbessert die Durchblutung des Gehirns und hält die Gefäße elastisch. Viele gute Gründe, ab heute täglich grünen Tee zu genießen!

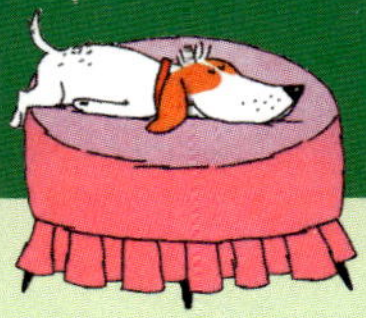

Amerikanische Neurologen starteten 1930 ein aufsehenerregendes Projekt. Sie befragten 180 Nonnen der »katholischen Schwestern von Notre Dame« in Kentucky und ließen sie ihre Biografie aufschreiben. In den folgenden Jahrzehnten wurden noch 500 weitere Ordensschwestern in die Untersuchung einbezogen. 2001 wurden die Daten schließlich von David Snowdon und seinem Team ausgewertet. Das erstaunliche Ergebnis: Nonnen, die 1930, im Alter von durchschnittlich 22 Jahren, zufrieden mit ihrem Leben waren und eine positive Lebenseinstellung hatten, lebten etwa sieben bis zehn Jahre länger als ihre pessimistischen Mitschwestern, die dem Leben weniger Gutes und Fröhliches abgewinnen konnten.

Zwischen zufriedenen Menschen mit guter Laune und schlecht gelaunten, unzufriedenen Menschen gibt es Unterschiede, die Außenstehende nicht leicht erkennen können. Schaut man aber etwas genauer hin und beobachtet diese Menschen über einen längeren Zeitraum, dann stellt man fest, dass sich die Unzufriedenen von den Ereignissen des Tages immer nur die negativen Dinge merken und in ihrem Gedächtnis abspeichern. Im Laufe der Zeit füllen sich die Gedächtnisspeicher mit immer mehr negativen

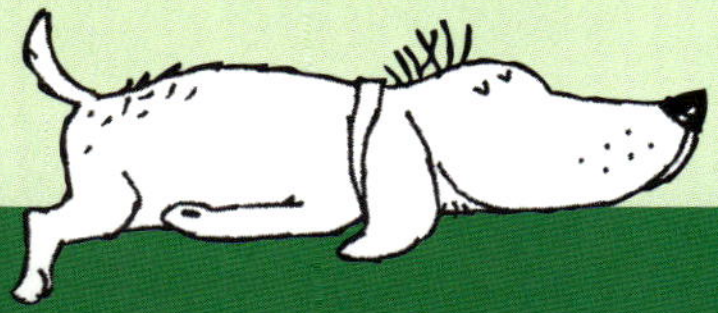

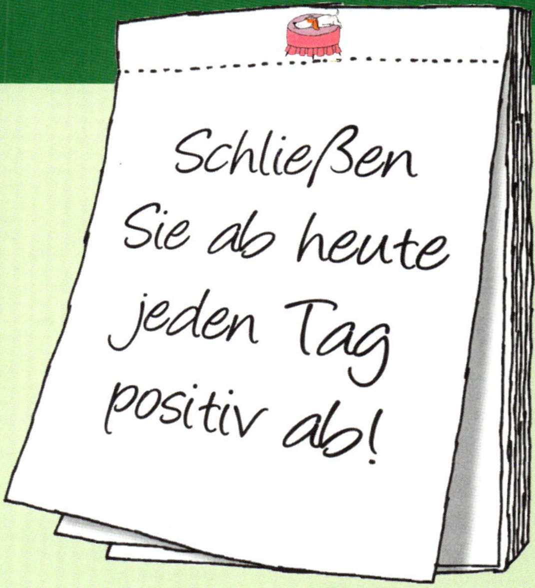

Eindrücken und die Tage versinken in dunklem Grau. Émile Coué (1857–1926) erkannte schon sehr früh, dass Zufriedenheit und Wohlbefinden nicht so sehr von den äußeren Umständen als von den Vorstellungen im Kopf eines Menschen geprägt werden. Deshalb empfahl er seinen Patienten, mehrmals täglich mit bis zu 30 Wiederholungen den Satz »Mir geht es von Tag zu Tag immer besser« zu sprechen. Und in der Tat: Der Erfolg dieser Maßnahme gab Coué recht. Personen, die seinen Anweisungen folgten, fühlten sich nach einiger Zeit meist tatsächlich besser. Noch wirksamer als die »positive Selbsteinrede nach Coué« ist die gedankliche Beschäftigung mit realen Ereignissen des täglichen Lebens. Schreiben Sie deshalb ab heute jeden Abend drei Dinge auf, die Sie am Tag positiv erlebt haben. Wichtig ist: Aufschreiben und nicht nur daran denken. So kommen im Laufe der nächsten Wochen zahlreiche positive Eindrücke zusammen, die Ihr Leben glücklicher machen.

Woche 18

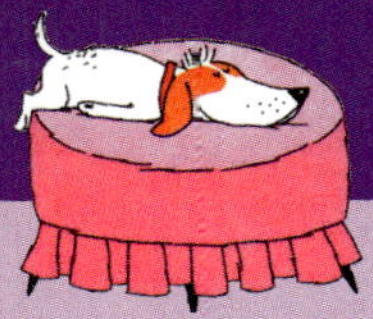

Die Deutsche Gesellschaft für Ernährung empfiehlt, täglich Obst und Gemüse zu essen. Zu Recht, denn ein reichlicher Verzehr von Pflanzenkost kommt Gesundheit und Figur gleichermaßen zugute. Wer zum Beispiel täglich mindestens drei Portionen Obst oder Gemüse isst, hat ein um 27 % geringeres Risiko für Schlaganfälle. Die Gefahr für einen Herzinfarkt nimmt gleichzeitig um rund 25 % ab – das hat eine amerikanische Langzeitstudie an rund 9600 Erwachsenen im Alter von 25 bis 74 Jahren ergeben. Obst und Gemüse haben zudem einen günstigen Einfluss auf den Blutdruck. Nimmt der Anteil an pflanzlichen Nahrungsmitteln auf dem Speisezettel zu, sinken parallel dazu die Blutdruckwerte (Intermap-Study 2006). Auch den Augen bekommt der Griff ins Gemüsefach: Wer regelmäßig Spinat, Grünkohl, Staudensellerie, Lauch, Brokkoli, Kopfsalat und Erbsen auf dem Teller hat, leidet seltener an Augenkrankheiten. Doch warum sind Menschen, die häufig Pflanzenkost essen, gesünder? Durch den reichlichen Obst- und Gemüseverzehr nehmen wir hochkonzentrierte Schutzstoffe auf, die unsere Zellen vor Verletzungen und

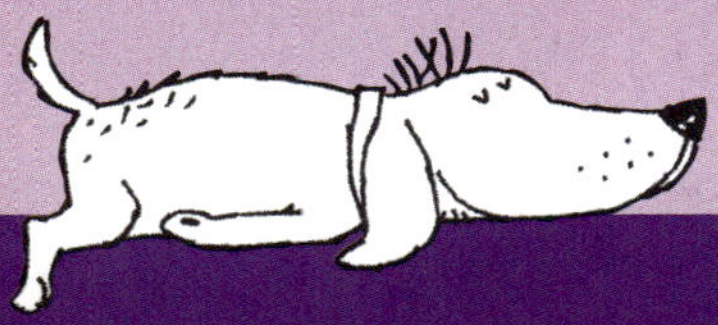

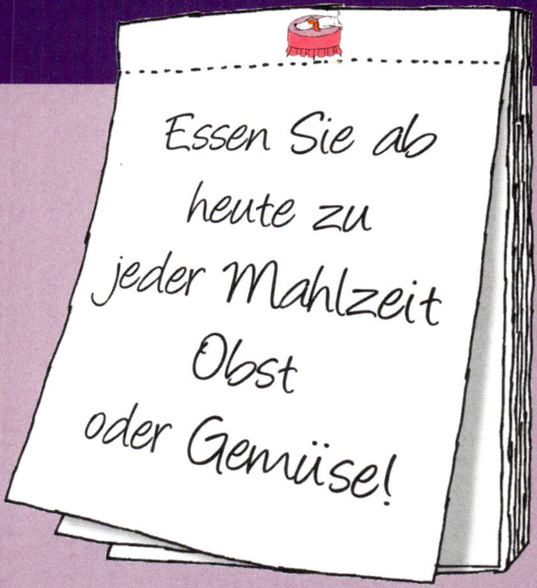

Beschädigungen bewahren. Verursacht werden diese Schäden vor allem durch sogenannte freie Radikale. Da wir diesen aggressiven Angreifern Tag für Tag ausgesetzt sind, ist es unerlässlich, mehrmals täglich für Nachschub an Schutzstoffen zu sorgen. Besonders hoch konzentriert kommen diese in Obst, Gemüse, Getreide, Tee und Säften vor.

Verzehren Sie deshalb ab heute zu jeder Mahlzeit mindestens eine Portion Obst oder Gemüse oder Salat. Das kostet Sie keine zusätzliche Zeit. Ein Obstsalat ist natürlich toll, Sie können den Apfel oder die Birne aber auch einfach so essen. Wenn Sie sich das Gemüseputzen mal sparen möchten, sind Sie auch mit Tiefkühlgemüse gut versorgt, denn das liefert fast ebenso viele Vitamine wie frisches. Auch ein Teller Gemüsesuppe oder eine große Portion Tomatensoße zählen natürlich auf Ihrem Gemüsekonto!

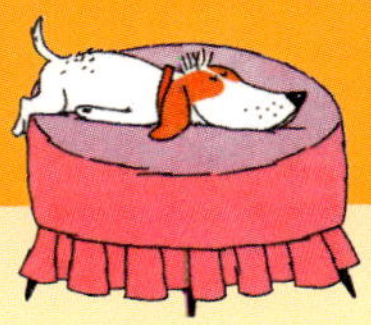

Trainieren Sie ab heute jeden Tag Ihre Muskeln mit kleinen Alltagsübungen!

In der Vorstellung der meisten Menschen ist effektives Muskeltraining mit zeitaufwendigem Abrackern in einem Fitnessstudio verbunden. Diese Vorstellung ist falsch. Sie benötigen tatsächlich nur wenige Minuten täglich, um die Muskeln funktions- und leistungsfähig zu halten. Nicht einmal spezielle Krafttrainingsgeräte sind dazu nötig. Die Zauberformel für dieses sehr wirkungsvolle Training heißt »isometrische Kraftübungen«. Diese bestehen darin, ausgewählte Muskelgruppen viermal hintereinander für 10 bis 20 Sekunden fest anzuspannen. Nach jeder Anspannung folgen ca. 20 Sekunden Pause. Das Gute dabei ist, dass Sie nicht alle Übungen auf einmal hintereinander absolvieren müssen, sondern sie einfach in Ihren Tagesablauf und in kurze Arbeitspausen einbauen können.

Als Alltagsübungen für die wichtigsten Muskeln empfehlen wir:

- **Bauch- und Armmuskeltraining auf dem Bürostuhl:** Sie sitzen auf dem Büro- oder Esszimmerstuhl, die Hände liegen neben den Oberschenkeln auf der Sitzfläche. Drücken Sie nun mit beiden Händen den Körper vom Stuhl ab, indem Sie die Arme strecken. Ihr Gesäß schwebt einige Zentimeter über der Stuhlfläche. Bleiben Sie in dieser Übungshaltung zehn Sekunden, gehen Sie dann in die Ausgangsstellung zurück. Insgesamt vier Wiederholungen. Üben Sie, sobald Ihre Muskeln ausreichend trainiert sind, mit halb ausgestreckten und ausgestreckten Beinen.
- **Arm-Pusher am Küchentisch:** Hier noch eine nicht isometrische, aber dennoch sehr wirkungsvolle Übung. Schul-

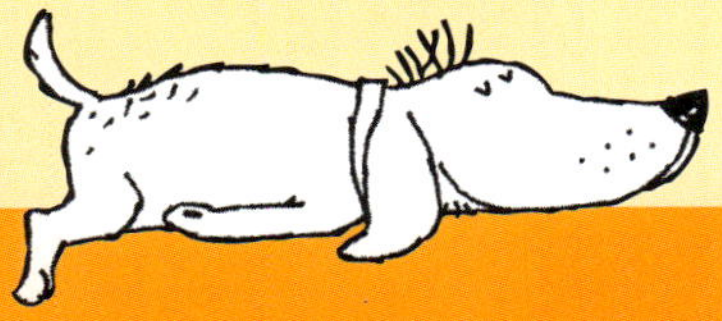

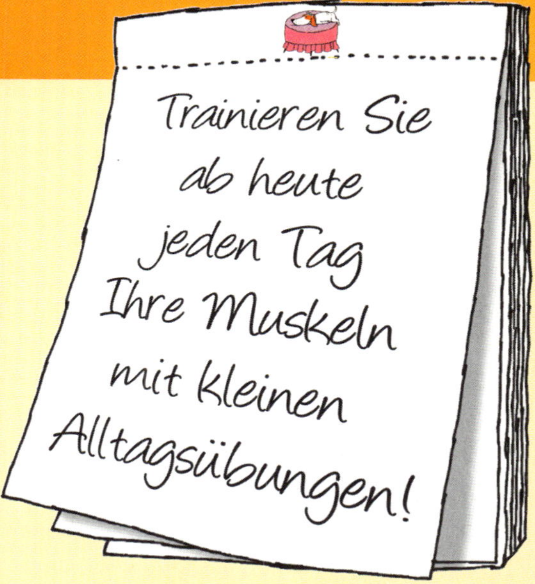

ter- und Armmuskulatur lassen sich an jedem Tisch (Achtung: Die Platte muss fest aufliegen!) oder an der Bettkante trainieren. Legen Sie dazu die Hände auf die Tisch- oder Bettkante, strecken Sie die Beine lang nach hinten aus. Dann beugen Sie die Arme und stemmen anschließend Ihr Gewicht wieder nach oben. Wiederholen Sie das Ganze 10- bis 15-mal.

- **Brust- und Armmuskeltraining in der Mittagsbesprechung oder an der Ampel:** Ballen Sie die Hände zu Fäusten und legen Sie sie vor dem Körper übereinander. Drücken Sie die Fäuste zehn Sekunden fest gegeneinander und halten Sie während dieser Zeit die Spannung. Vier Wiederholungen, nehmen Sie dann die untere Faust nach oben und spannen Sie dann die Fäuste noch mal viermal nacheinander an.
- **Rücken- und Gesäßmuskeltraining auf der Gartenliege:** Legen Sie sich auf den Bauch und verschränken Sie die Hände auf dem Rücken. Heben Sie nun gleichzeitig Oberkörper und Unterschenkel leicht an, bis Sie eine Spannung in Rücken, Po und Oberschenkeln verspüren. Halten Sie die Spannung zehn Sekunden. Insgesamt vier Wiederholungen.
- **Oberschenkeltraining im Fernsehsessel:** Setzen Sie sich in Ihren Fernsehsessel, klemmen Sie die TV-Zeitung zwischen die Knie und pressen Sie nun die Beine fest gegeneinander.

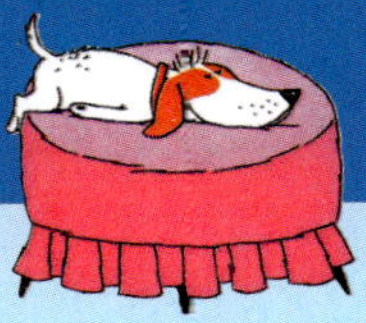

Wer sein Leben in Ordnung bringen will, muss erst einmal sein Haus aufräumen«, sagt ein chinesisches Sprichwort. Tatsächlich hat eine aufgeräumte Wohnung eine durchaus beruhigende Wirkung auf die meisten Menschen (wir meinen hier auf keinen Fall eine sterile, unbewohnt wirkende Atmosphäre!). Dennoch fällt es nicht jedem leicht, Ordnung zu halten. Aufräumen stellt für die meisten Menschen eine extrem lästige, dennoch aber notwendige Aufgabe dar. Egal ob Einzimmerbude, Luxusloft oder Familienhaus – Unordnung breitet sich häufig aus wie Unkraut. Wer nicht zu der kleinen Gruppe sehr disziplinierter Menschen gehört, die immer alles wieder dahin zurücklegen, woher sie es genommen haben, wird über kurz oder lang Opfer des Wohnungschaos. Nicht selten geht dann das wohlverdiente Wochenende für die große Aufräumaktion drauf oder jeder kurzfristig angekündigte Besuch wird zum Psychostress.

Hier kann Ihnen der Wochentipp helfen. Räumen Sie ab heute jeden Tag zehn Minuten auf – keine Minute mehr und keine Minute weniger. Was dann noch nicht weg ist, bleibt bis zur Aufräumaktion am nächsten Tag liegen. Wichtig:

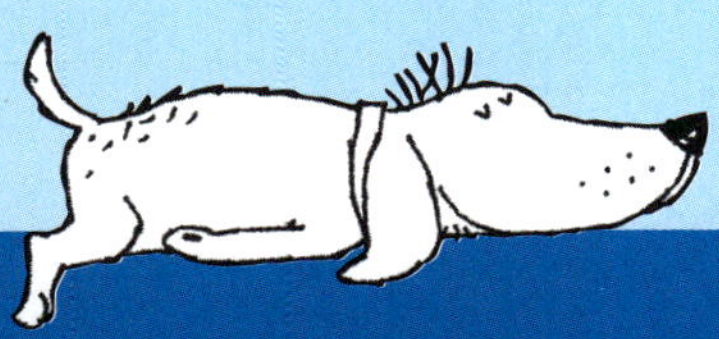

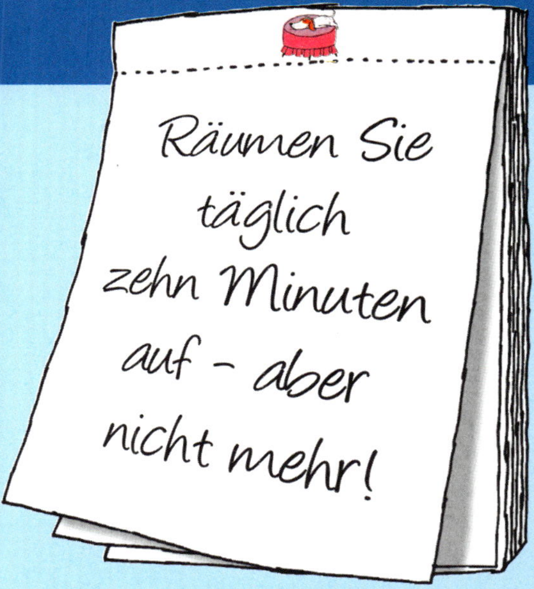

Stellen Sie sich einen Kurzzeitwecker, um die Aufräumzeit zu kontrollieren und um sich selber anzuspornen. Beseitigen Sie in diesen zehn Minuten vor allem die gröbsten Spuren des Chaos und vergeuden Sie Ihre Zeit nicht damit, in der hintersten Ecke Staub zu wischen. Raffen Sie so schnell wie möglich Bücher, Turnschuhe, Kleidungsstücke und Spielsachen zusammen und räumen diese ruck, zuck zurück in Regale und Schränke. Wenn in Ihrem Haushalt mehrere Personen leben, die für die Unordnung verantwortlich gemacht werden können, machen Sie daraus ein »Familienspiel«: Auf die Plätze, fertig, aufräumen … Sie werden erstaunt sein, wie diese zehn Minuten Ihre Wohnung verändern und welche entspannende Wirkung die Beseitigung des Chaos haben kann. Wichtig: Wenn der Wecker klingelt, räumen Sie nur noch die Sachen weg, die Sie gerade in den Händen haben, und nicht mehr.

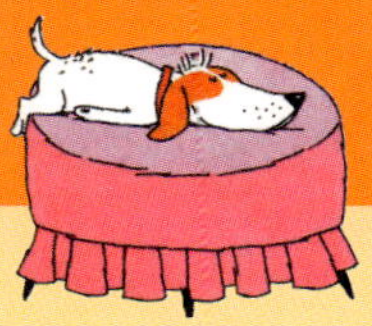

Trinken Sie ab heute häufiger ein kleines (!) Glas Rotwein!

Allen Rotweinfreunden dürfte dieser Gesundheitstipp Freude bereiten. Wer lieber Weißwein trinkt, sollte überlegen, ob er nicht seine Vorlieben ändert, denn die hervorragenden gesundheitsfördernden und schützenden Effekte hat man bisher nur für Rotwein nachweisen können. Der Würzburger Gerontologe Franke stellte schon vor Jahren fest, dass mehr als die Hälfte der fitten Hundertjährigen täglich kleine Mengen Alkohol tranken. Rotwein war das beliebteste alkoholische Getränk der Langlebigen. Eine holländische Langzeitstudie untermauert diese These: Mäßiger Alkoholkonsum verzögert offensichtlich die Alterung. Die Wissenschaftler untersuchten 40 Jahre lang die Trinkgewohnheiten von fast 1400 Männern aus der niederländischen Stadt Zutphen. Das Ergebnis: Mäßiger Alkoholgenuss schützt nicht nur vor Herz-Kreislauf-Erkrankungen, sondern kann auch das Leben um einige Jahre verlängern. Rotwein ist dabei allen anderen alkoholischen Getränken überlegen. Die Studie begann 1960, die Teilnehmer waren zu diesem Zeitpunkt zwischen 40 und 60 Jahre alt und wurden während der 40-jährigen Laufzeit in mehrjährigen Abständen untersucht. Überprüft wurden ne-

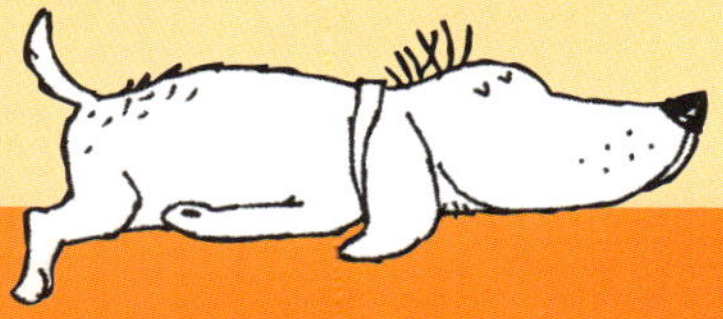

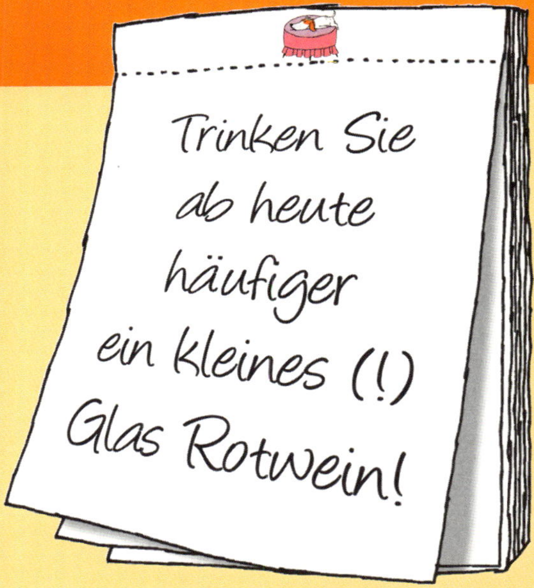

ben den Trinkgewohnheiten auch die Ernährung der Männer, Gewichtsveränderungen und Rauchverhalten.
Ergebnis: Mäßige Rotweintrinker (optimale Dosis: etwas weniger als ein Glas (0,2 l) täglich) profitierten von allen Studienteilnehmern am meisten: Ihr Sterberisiko ab einem Alter von 50 Jahren lag 40 % unter dem von Nichttrinkern, Herzprobleme traten bei den Weintrinkern sogar um 48 % seltener auf. Während Alkohol generell die Lebenszeit gegenüber den Abstinenzlern um 1,6 Jahre verlängerte, bescherte Rotwein 3,8 zusätzliche Lebensjahre – immer vorausgesetzt, der Alkoholkonsum überstieg nicht die 1–2 kleinen Gläser täglich. Für Frauen gelten noch niedrigere Werte, da der weibliche Organismus den Alkohol langsamer abbaut. Bei übermäßigem Alkoholkonsum schlägt der gesundheitsfördernde Effekt rasch ins Gegenteil um.

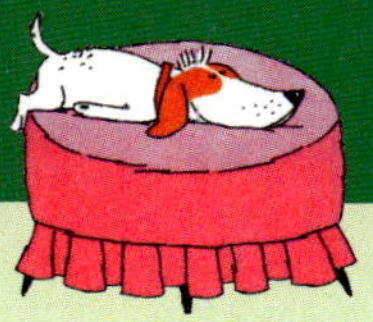

Unsere Füße haben vorrangig zwei Aufgaben zu erfüllen. Sie sollen uns sicher und ohne Schmerzen von einem Ort zum anderen bringen und sie sollen unseren Körper ausbalancieren, damit wir aufrecht stehen können. Durchschnittlich legt jeder Mensch in seinem Leben etwa 160 000 Kilometer zurück – das entspricht einer viermaligen Erdumrundung. Addiert man die tägliche Gewichtsbelastung, die dabei alleine auf einen Fuß einwirkt, so kommt man auf etwa 500 Tonnen.

Um diese Leistung zu erbringen, müssen unsere Fußmuskeln gut ausgebildet sein und optimal zusammenarbeiten. In früheren Zeiten, als die Menschen noch barfuß gingen, war das kein Problem. Heute werden die Füße in Schuhe gezwängt, die häufig die Funktionsfähigkeit einschränken. Eine zu starke Polsterung lässt unsere Fußmuskeln faul werden. Sobald Beschwerden auftreten, kommen weitere Stützsysteme, wie zum Beispiel Einlagen, hinzu. Dadurch wird der bereits eingetretene Schaden nicht behoben, sondern mittelfristig oft eher noch verstärkt.

Wir raten Ihnen deshalb, kehren Sie, wo immer das möglich ist, zu den Urformen des Gehens zurück: Laufen Sie barfuß! Eine Reizung von Rezeptoren an den Füßen wirkt sich positiv auf die gesamte Muskelkette – von den Zehen bis zum Nacken – aus. Viele Menschen knicken beim Stehen mit den Füßen nach innen, d. h., die Fußinnenknöchel stehen tiefer als die Außenknöchel. Das führt zu einer Veränderung der gesamten Körperstatik, die auf Dauer zu Hüft- und Rückenbeschwerden führen kann. Hier eine Übung,

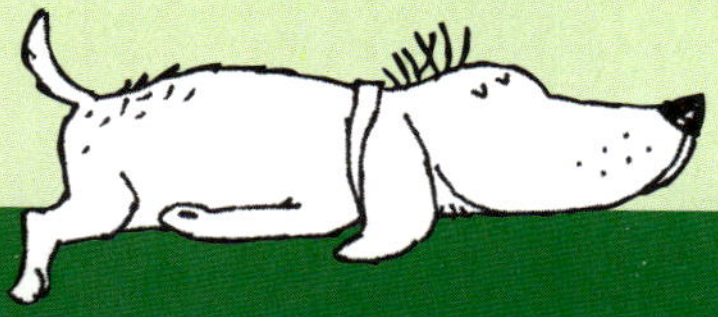

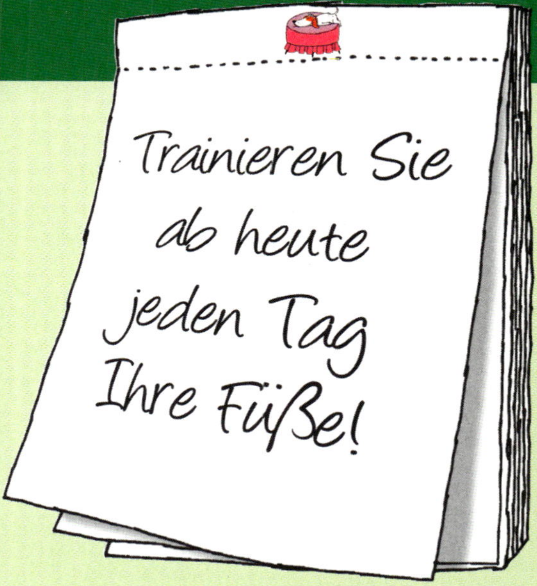

mit der Sie die Fußinnenseite aufrichten können: Stellen Sie sich aufrecht hin, Ferse, Zehen und Zehenballen berühren den Boden. Spreizen sie jetzt locker die Zehen ohne sich festzukrallen und ziehen dann bewusst das Fußgewölbe an der Innenseite der Füße nach oben. Diese Übung können Sie überall zwischendurch einbauen, Voraussetzung: Sie sind barfuß oder haben Socken an. Ein regelmäßiges Training wirkt sich nicht nur auf die Füße, sondern auf die gesamte Haltung günstig aus, beugt Rückenschmerzen und Verspannungen vor. Barfuß gehen können Sie in Ihrer Wohnung, auf Wiesen und im Sand. Wenn Sie Urlaub am Meer machen, gehen Sie barfuß am Meer spazieren. Das Wasser massiert den Fuß und der Sand trainiert die Muskeln.

Trainieren Sie Ihre Fußmuskeln vor dem Fernseher, indem Sie die Zehen auf und ab bewegen und die Füße im Fußgelenk beugen und strecken. Versuchen Sie mit den Zehen kleine Stöcke oder Stifte aufzuheben oder Gras auszurupfen. Fortgeschrittene können auch ausprobieren, mit den Füßen zu schreiben oder einzelne Zehen unabhängig voneinander zu bewegen. Mit der großen Zehe ist das meist leicht, für die gezielte Bewegung der anderen Zehen benötigen Sie etwas Übung.

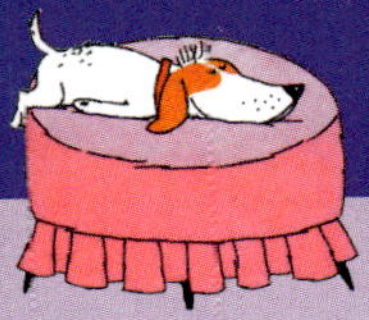

Gähnen ist auf den ersten Blick nichts Besonderes. Jeder Mensch gähnt, aber auch Hunde, Katzen, Meerschweinchen und alle anderen Säugetiere praktizieren dieses Verhalten. Der Gähnreflex lässt sich nur schwer unterdrücken und ist sogar ansteckend. Wer einen gähnenden Menschen sieht, gähnt in den allermeisten Fällen kurze Zeit später auch. Den meisten ist es aber unangenehm, beim Gähnen erwischt zu werden. Denn lange Zeit vermutete man, Gähnen wäre ein deutliches Zeichen für Müdigkeit oder Langeweile. Neuere Untersuchungen zeigen aber, dass Gähnen der Kühlung, der besseren Durchblutung und der Sauerstoffversorgung des Gehirns dient. Gähnen macht nicht müde, sondern kann sogar die Aufmerksamkeit steigern. Insbesondere der Kühleffekt des Gähnens wurde in Studien indirekt belegt. So wurden bei einem Experiment von Wissenschaftlern der Universität von New York in Albany zwei Studentengruppen Videos mit gähnenden, lachenden und neutral blickenden Menschen gezeigt. Die eine Gruppe musste während der ganzen Vorführung ein Kühlpäckchen an die

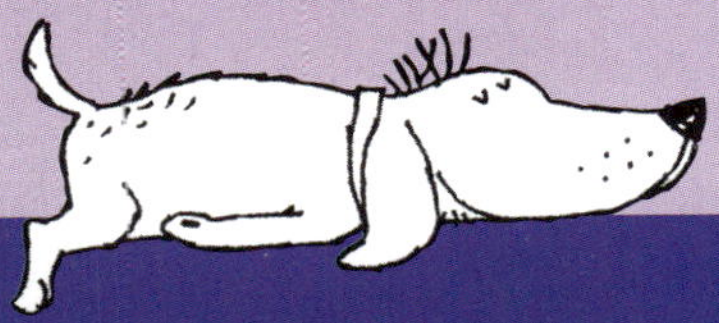

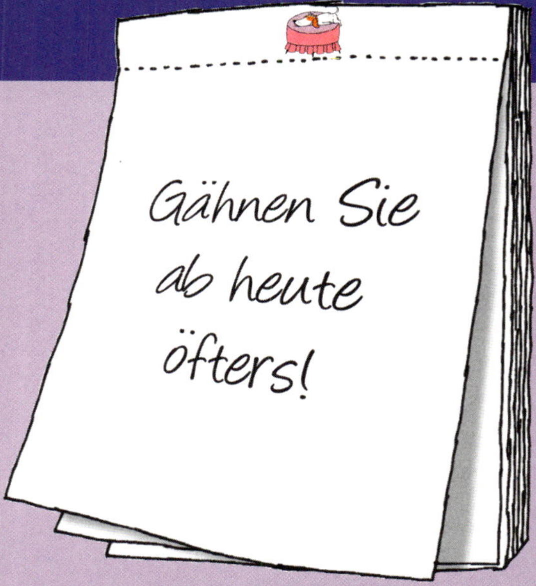

Stirn halten, während die anderen Studenten einen körperwarmen Gegenstand auf die Stirn legten. Keiner aus der Gruppe, die einen Kühlbeutel an die Stirn hielten, musste gähnen. In der Kontrollgruppe dagegen gähnten mehr als ein Drittel der Teilnehmer. Auch beim Gähnen wird das Gehirn gekühlt und diese Kühlung führt in Verbindung mit der durch das tiefe Einatmen besseren Sauerstoffversorgung auch zu einer besseren Denkleistung.

Aber nicht nur das Gehirn profitiert vom Gähnen, auch das Herz wird durch das tiefe Einatmen mit mehr Sauerstoff versorgt und kann so besser arbeiten.

Bei diesen positiven Wirkungen des Gähnens sollten Sie zukünftig den Gähnreflex nicht mehr unterdrücken. Gähnen Sie, wenn Ihnen danach ist, und führen Sie bei anstrengenden geistigen Arbeiten auch einmal das Gähnen bewusst herbei.

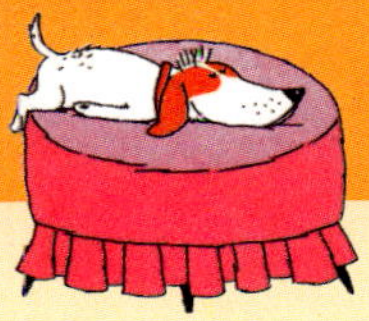

Pflegen Sie ab heute täglich Ihre Hände!

Hände gelten als die Visitenkarte eines Menschen. An ihnen lässt sich das wahre Alter oft besser ablesen als am Gesicht. Denn während wir unserem Gesicht regelmäßige Pflege angedeihen lassen, behandeln wir unsere Hände, die durch Kälte, Hitze, Seife, Haus- und Gartenarbeit oft stark strapaziert werden, nicht selten stiefmütterlich. Gönnen Sie Ihren Händen deshalb ab heute täglich eine kleine Schönheitskur. Cremen Sie sie täglich mit einer fetten Handcreme dick ein und benutzen Sie in den Monaten März bis Oktober zusätzlich morgens eine wasserfeste Sonnencreme. Diese schützt Ihre Hände auf Dauer vor Falten und Altersflecken. Wählen Sie dazu den gleichen Sonnenschutzfaktor wie für Ihr Gesicht.

Während die Sonnencreme Ihnen nach dem Auftragen meist keine Probleme bereitet, ist das mit einer fetten Handcreme oft anders. Eingecremte Hände hinterlassen beim Anfassen von Papier und Gläsern einen fettigen Film. Auch beim Umgang mit zahlreichen anderen Arbeitsmaterialien stören Cremehände. Beim An- und Ausziehen von Kleidern hinterlassen sie oft unschöne Fettflecken.

Deshalb nehmen die meisten im Alltag ein Produkt, das schnell einzieht. Das Problem: Diese Produkte sind oft nicht fett genug, um die Hände ausreichend zu pflegen.

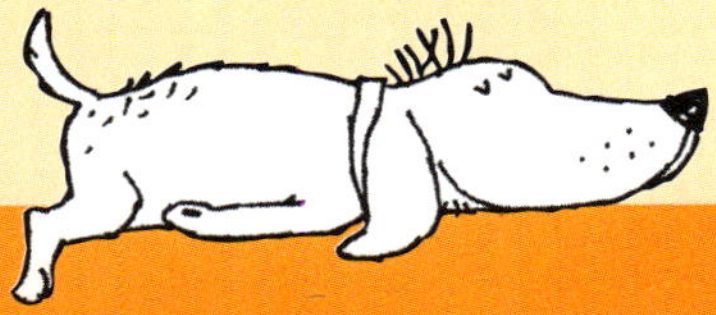

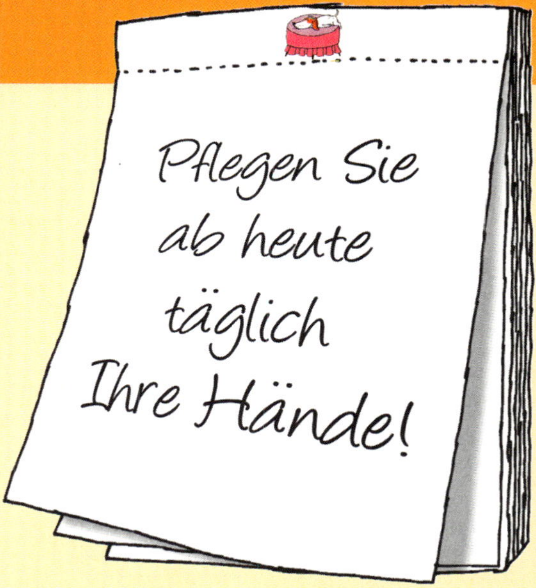

Doch es gibt ein paar Situationen am Tag, an denen die Handcreme hervorragend einziehen kann.
Hier ein paar Vorschläge:

- Pflegen Sie Ihre Hände, wenn Sie fernsehen, und lassen Sie die Creme während dieser Zeit in die Haut einziehen.
- Cremen Sie Ihre Hände immer ein, bevor Sie mit der Hausarbeit beginnen und entsprechende Haushaltshandschuhe anziehen oder beruflich Schutzhandschuhe tragen müssen. Unter Handschuhen wirkt eine Creme besonders gut, denn Wärme und Feuchtigkeit lassen die Pflegewirkstoffe noch besser in die Haut einziehen.
- Legen Sie eine Cremetube auch auf Ihren Nachttisch und tragen Sie die Pflege auf, bevor Sie abends das Licht ausmachen. Vorsicht, wenn Sie noch lesen wollen!
- Deponieren Sie eine fettige Handcreme im Auto. Sobald Sie eine längere Autofahrt vor sich haben, tragen Sie eine ordentliche Schicht Handcreme auf die Handrücken auf. Aber Achtung: Erst anschnallen, sonst gibt es doch noch Flecken auf dem Pulli.

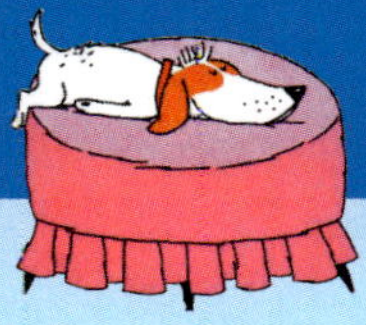

Überprüfen Sie in dieser Woche Ihren Impfstatus und schließen Sie Impflücken!

Wissen Sie eigentlich, wann Sie zuletzt gegen Tetanus geimpft wurden? Ist Ihr Schutz vor Diphtherie noch ausreichend? Impfungen zählen zu den wirkungsvollsten und kostengünstigsten Vorsorgemaßnahmen. Sie schützen vor schwerwiegenden Infektionskrankheiten oder lassen Krankheiten – wie etwa bei der Grippe – deutlich leichter verlaufen. Doch Impfungen leisten noch mehr: Wenn sich genügend Menschen impfen lassen, können gefährliche Erkrankungen beseitigt werden. Bei den Pocken konnte man das schon erreichen, die Kinderlähmung (Polio) steht kurz vor der Ausrottung.

Die meisten Menschen sind sich der Bedeutung von Impfungen zwar durchaus bewusst und würden sich auch impfen lassen, vergessen aber schlichtweg, den Impfschutz, den sie einmal erworben haben, regelmäßig auffrischen zu lassen. Deshalb nutzen Sie diesen Wochentipp, um Ihren Impfpass einmal hervorzuholen und zu überprüfen, wann Sie zuletzt geimpft wurden. Liegt das schon viele Jahre zurück, greifen Sie am besten gleich zum Telefonhörer und vereinbaren einen Termin mit Ihrem Hausarzt.

Welche Impfungen sollte man haben? Bei den meisten Impfungen ist eine Grundimmunisierung im Kindes- und Jugendalter erfolgt. Einige Impfungen bieten

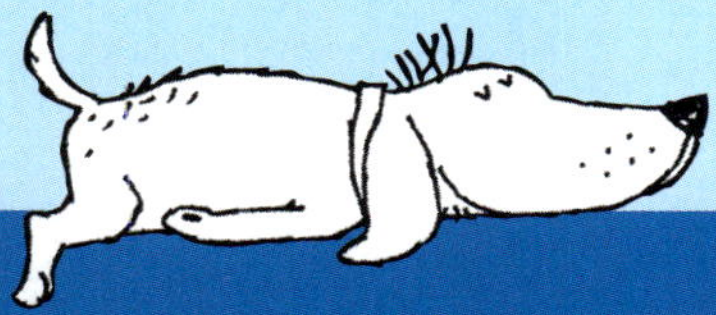

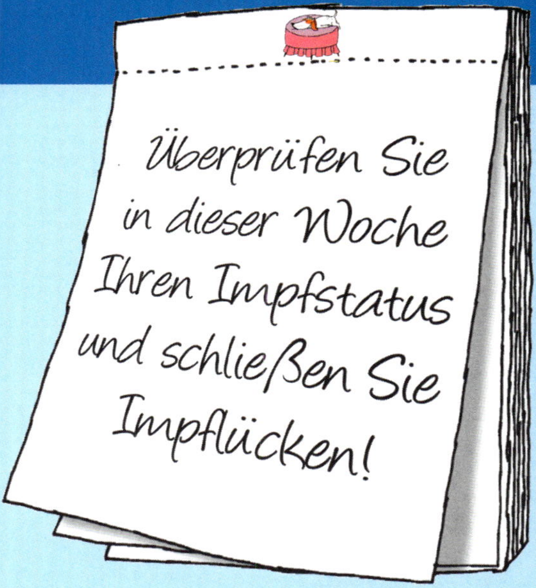

dann einen lebenslangen Schutz. Sie sollten vor allem überprüfen, wann Sie zum letzen Mal gegen Tetanus (Wundstarrkrampf), Diphtherie und Poliomyelitis (Kinderlähmung) geimpft wurden. Um den Impfschutz zu erhalten, ist alle zehn Jahre eine Auffrischung notwendig. Außerdem empfiehlt die Ständige Impfkommission für Erwachsene über 60 Jahre Impfungen gegen Pneumokokken und Influenza (Virusgrippe). Die Pneumokokkenimpfung schützt vor einer Form der Lungenentzündung. Die Grippeimpfung ist ebenfalls sinnvoll, denn die »echte« Virusgrippe kann sehr schwer verlaufen und sogar zum Tode führen. Die Grippeschutzimpfung muss jährlich – am besten im Herbst oder frühen Winter – aufgefrischt werden. Daneben sollten sich alle Fernreisenden informieren, welche Impfungen für das Urlaubsziel empfohlen oder vom Reiseland sogar vorgeschrieben sind. Gut zu wissen: Alle von der Ständigen Impfkommission (STIKO) empfohlenen Impfungen werden von Krankenkassen übernommen und für gesetzlich Krankenversicherte wird in diesem Fall keine Praxisgebühr erhoben.

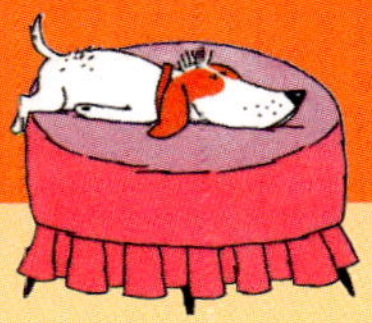

Ziehen Sie in dieser Woche eine Zwischenbilanz – und machen Sie das immer wieder!

Halbzeit: Wir haben Ihnen bisher 26 kleine Schritte zur Änderung Ihres Lebensstils vorgeschlagen. Es ist Zeit, in dieser Woche eine Zwischenbilanz zu ziehen, damit wichtige Vorschläge nicht verloren gehen. Selbst diese kleinen Veränderungen wirken sich überraschend auf Ihr Leben aus. Wenn Sie zum Beispiel ab der ersten Woche täglich einen Apfel gegessen haben, dann haben Sie inzwischen mehr als 180 Äpfel zusätzlich verzehrt. Falls Sie den Tipp aus der 7. Woche aufgegriffen und täglich 3000 Schritte zurückgelegt haben, dann sind Sie in dieser Zeit 420 000 Schritte oder 336 Kilometer zusätzlich gegangen. Wenn Ihnen die Empfehlung der 5. Woche in Fleisch und Blut übergegangen ist, beherrschen Sie inzwischen fast 350 Vokabeln einer neuen Sprache.

Nachstehend finden Sie alle bisherigen Vorschläge. Bitte überprüfen Sie, welche Lebensstiländerungen Sie inzwischen erfolgreich umsetzen konnten. Falls Sie zehn oder mehr »kleine Schritte« noch nicht realisieren konnten, überlegen Sie, welche Empfehlungen Ihnen noch wichtig wären.

☐ Einen Apfel essen
☐ Häufiger Mitmenschen loben
☐ Jeden Tag positiv abschließen
☐ 30 Minuten ins Freie
☐ Zum Frühstück Vollkornprodukte essen

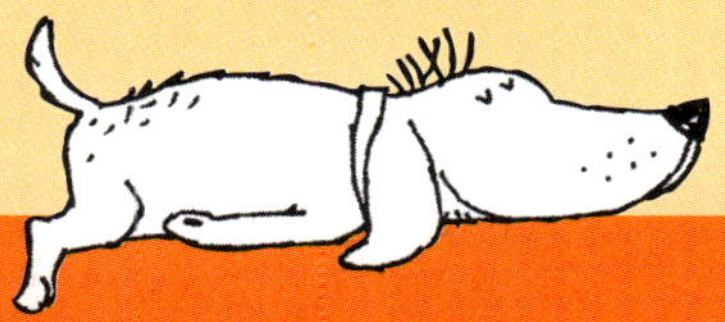

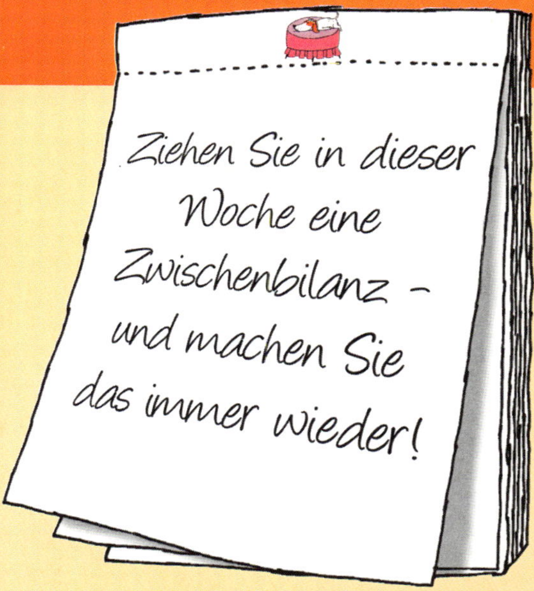

- ☐ Zu jeder Mahlzeit Obst oder Gemüse
- ☐ Speiseöle austauschen
- ☐ Länger schlafen
- ☐ Muskeln im Alltag trainieren
- ☐ Zähne pflegen
- ☐ Sonnenschutz anwenden
- ☐ Täglich zehn Minuten aufräumen
- ☐ Zwei Vokabeln lernen
- ☐ Gleichgewicht trainieren
- ☐ Ein kleines Glas Rotwein trinken
- ☐ Ein Glas Saft trinken
- ☐ Einige Stücke dunkle Schokolade essen
- ☐ Die Füße trainieren
- ☐ 3000 Schritte zusätzlich gehen
- ☐ Freundschaften pflegen
- ☐ Öfters gähnen
- ☐ Einen Beitrag für die Umwelt leisten
- ☐ Kaugummi kauen
- ☐ Hände pflegen
- ☐ Impflücken schließen

Planen Sie ab dieser Woche, regelmäßig eine Zwischenbilanz über Ihr Leben zu ziehen – wie zufrieden Sie sind, was Sie ändern möchten. Machen Sie das am besten einmal pro Monat!

Woche 27

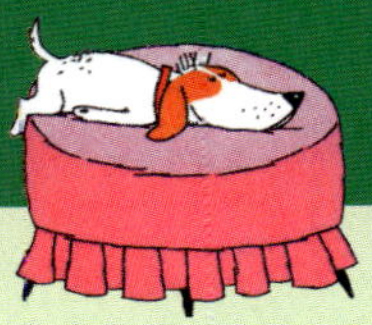

Nehmen Sie sich ab heute mehr Zeit für Ihre Mahlzeiten!

In unserer schnelllebigen Zeit essen wir häufig zwischen Tür und Angel, im Stehen, vor dem Fernseher, am Computer oder auf dem Weg zur Arbeit. Wir lesen Zeitung bei Tisch, essen zwischen zwei Terminen schnell eine Kleinigkeit oder versuchen sogar Arbeiten und Nahrungsaufnahme miteinander zu verbinden. Kurz gesagt: Wir konzentrieren uns auf alle möglichen Dinge, nur nicht auf das Essen. Dabei geht nicht nur das Gefühl für die Nahrung und den Genuss verloren. Wir schaden mit diesem Verhalten auch unserer Gesundheit. Nervöse Magen- und Darmprobleme, Verdauungsstörungen und sogar Magengeschwüre können Folge falscher Essgewohnheiten sein. Aber nicht nur das. Essen zwischendurch und unter Zeitdruck ist auch eine Figurfalle, denn wir merken in diesen Situationen oft nicht, dass wir viel mehr Kalorien zu uns nehmen, als wir benötigen. Diese überzähligen Kalorien werden dann als Fettpölsterchen an Bauch und Hüften sichtbar. Da nicht nur die Zusammensetzung der Nahrung, sondern auch die Art und Weise der Nahrungsaufnahme für Gesundheit und Wohlbefinden von großer Bedeutung ist,

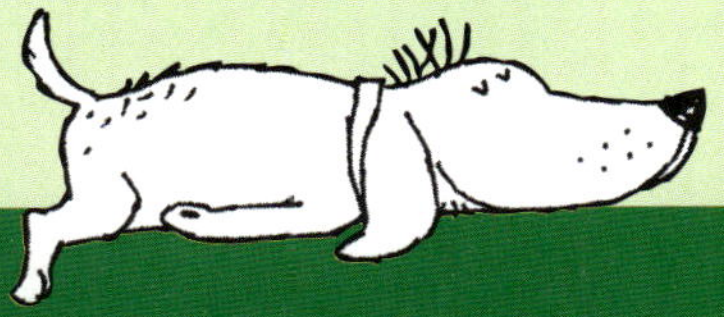

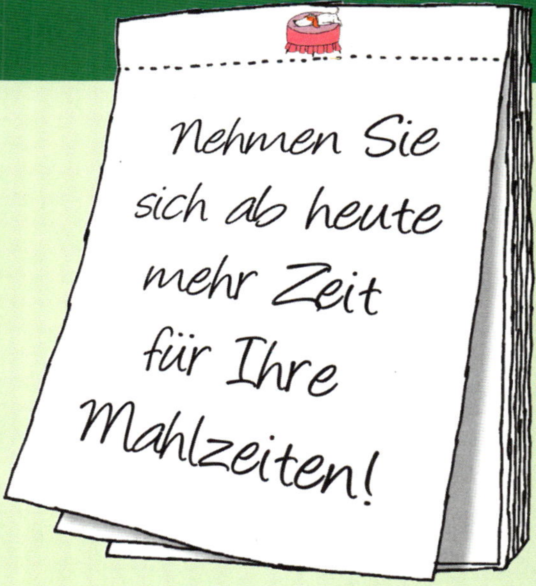

sollten Sie beim Essen folgende Empfehlungen beachten:
Trennen Sie ab sofort Arbeit und Essen. Nehmen Sie sich Zeit für die Mahlzeiten und essen Sie ab sofort nur noch im Sitzen. Essen Sie langsam und mit Genuss. Wenn Sie sich bewusst auf das Essen konzentrieren, nehmen Sie das Sättigungsgefühl besser wahr. Belasten Sie das Mittag- oder Abendessen nicht mit Arbeitsgesprächen.
Nach dem Essen sollten Sie sich noch einige Minuten Zeit zur Besinnung nehmen. Früher wurde vor und nach den Mahlzeiten ein Gebet gesprochen. Das schaffte die notwendige Distanz zum Alltag. Sie können diese Sitte wieder einführen oder ein anderes Ritual zum Beginn und am Ende der Mahlzeiten einsetzen.
Ihre Pausen gehören Ihnen. Sie dienen der Regeneration und Erholung. Sie sollten ab sofort diese Pausen bewusst genießen.

Woche 28

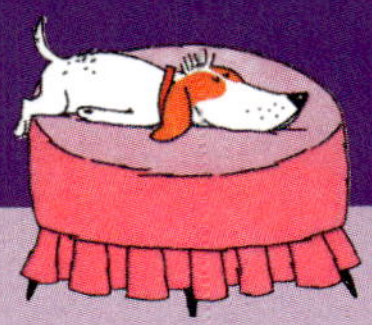

Umweltschutz ist in aller Munde. Die Klimaerwärmung macht uns ernsthaft Sorgen und die Politiker legen fast täglich zweifelhafte Vorschläge zum Schutze der Umwelt vor, die letztendlich in erster Linie unser Geld kosten. Auch uns liegt die Umwelt am Herzen, wir sind aber der Meinung, dass wir nicht auf neue Umweltgesetze warten müssen, sondern schon heute durch unser eigenes Verhalten einen wesentlichen Beitrag zum Umweltschutz leisten können. Wir haben für Sie in dieser Woche aus den vielen Möglichkeiten eine sehr effektive herausgesucht, die Sie ohne Schwierigkeiten in die Tat umsetzen können.

1. Fahren Sie auf der Autobahn zukünftig 20 km/h langsamer als bisher. Wenn Sie bisher auf der Autobahn mit einer Geschwindigkeit von bis zu 180 km/h unterwegs waren, sollten Sie zukünftig nicht schneller als 160 km/h fahren. Auf einer Strecke von 100 km sind Sie nur knappe fünf Minuten länger unterwegs. Wenn Sie statt 160 km/h nur 140 km/h fahren würden, wäre der Zeitverlust ähnlich gering. Sie schonen bei einer geringeren Geschwindigkeit Ihre Nerven und auch die Umwelt. Täglich sind auf deutschen Autobahnen etwa fünf Millionen Pkws unterwegs und legen im Schnitt 100–200 km zurück.

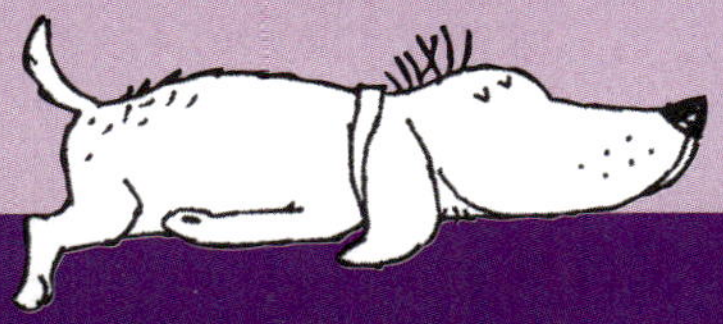

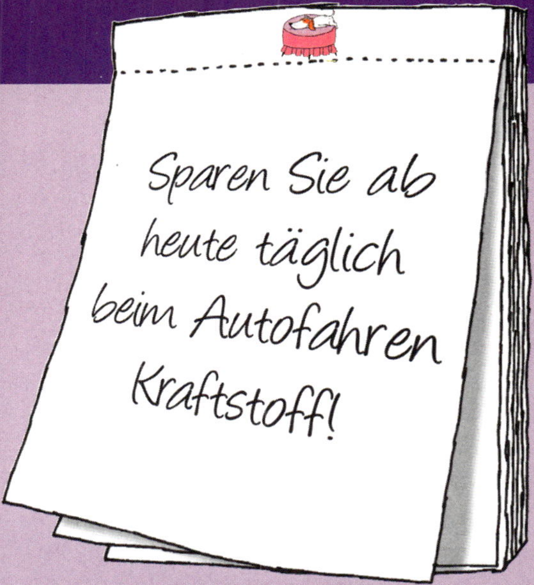

Wenn jedes Fahrzeug durch dieses Fahrverhalten nur etwa einen halben Liter Kraftstoff sparen würde, könnte man täglich etwa 2,5 Millionen Liter Kraftstoff einsparen. In einem Jahr wären das fast eine Milliarde Liter Benzin und Diesel, die weniger verbraucht würden.

2. Fahren Sie im Stadtverkehr und auf der Autobahn vorausschauend, meiden Sie schnelles Beschleunigen und abruptes Bremsen. Überprüfen Sie regelmäßig – besonders vor langen Fahrten – den Reifendruck und wechseln Sie regelmäßig den Luftfilter. Diese Maßnahmen senken den Kraftstoffverbrauch um bis zu 5%.
3. Schalten Sie im Stau und bei Rot an der Ampel den Motor aus. Tests haben ergeben, dass man bereits nach 20–30 Sekunden Kraftstoff einspart.

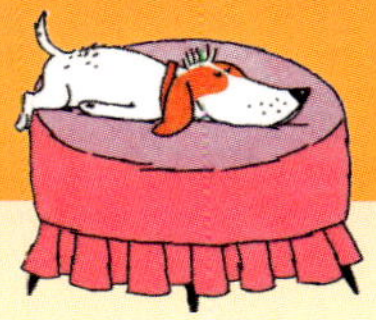

Denken Sie beim Stichwort Gehirntraining an Kreuzworträtsel lösen, Memory oder Gedichte auswendig lernen? Meinen Sie, dass im höheren Lebensalter die Gehirnleistung höchstens erhalten, niemals aber verbessert werden kann? Dann kennen Sie den neuesten Stand der Hirnforschung nicht. Heute weiß man, dass in jedem Alter neue Nervenzellen ausgebildet werden können und weitere Vernetzungen der Nervenbahnen im Gehirn möglich sind. Besonders wirksam zur Steigerung der mentalen Leistungsfähigkeit sind Übungen, die unter dem Begriff »Neurobics« bekannt wurden. Neurobic bedeutet frei übersetzt »Aerobic für die Nervenzellen«. Denn mithilfe dieser Übungen lassen sich unterschiedliche Gehirnregionen gleichzeitig ansprechen und trainieren. Neurobic-Übungen durchbrechen die Routinehandlungen des Alltags und ersetzen sie durch ungewohnte Verhaltensweisen. Das Gehirn kann nun nicht mehr automatisch reagieren. Es wird zur Vorbereitung neuer Lösungen gezwungen. Dadurch bilden sich neue Gehirnbahnen und Vernetzungen aus, das Gehirn wird leistungsfähiger. Machen Sie deshalb jeden Tag mindestens eine Neurobic-Übung. Beenden Sie die Alltags-

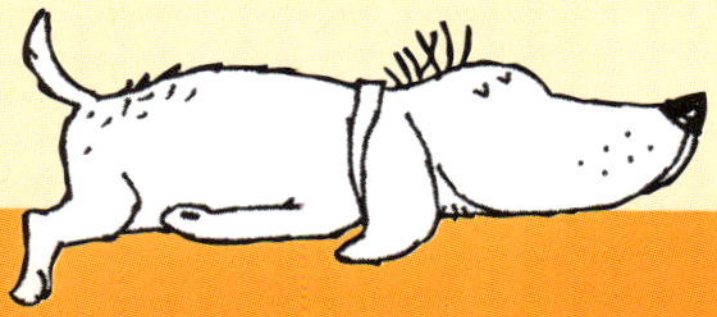

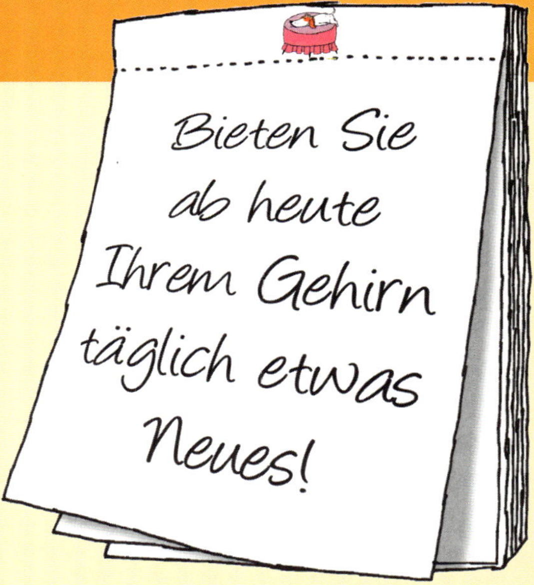

routine und erledigen Sie einige täglich wiederkehrende Handlungen anders als sonst. Das genügt bereits, um Ihr Gehirn neu zu programmieren und die Leistungsfähigkeit zu verbessern.

So können Sie zum Beispiel:

- Ihre Zähne ab sofort mit der »verkehrten« Hand putzen.
- Ihren Stammplatz am Tisch regelmäßig mit den anderen Familienmitgliedern tauschen.
- Mit der »falschen« Hand essen, schreiben oder malen.
- Sich mit geschlossenen Augen anziehen oder duschen.
- In einem fremden Supermarkt einkaufen – das, was uns dabei oft nervt, nämlich das Suchen nach den Artikeln, aktiviert unsere grauen Zellen.

Weitere ungewohnte Übungen fallen Ihnen sicher noch ein – wichtig ist, dass Sie täglich aus der Alltagsroutine ausbrechen.

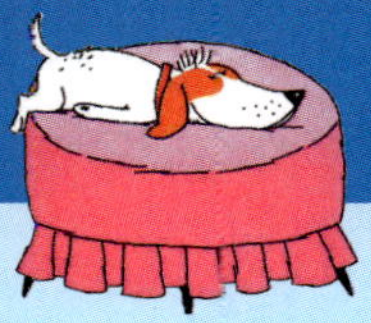

Nüsse führten jahrzehntelang ein Schattendasein in der deutschen Küche: Sie wurden von den Ernährungsexperten wenig beachtet, von den Verbrauchern als »Kalorienbomben« verschmäht und kamen höchstens mal in der Vorweihnachtszeit als Beilage auf den Plätzchenteller. Dabei sind Nüsse und Mandeln so gesund, dass man sie täglich knabbern sollte. Bei einer Analyse der Ernährungsgewohnheiten von über 30 000 amerikanischen Adventisten zeigte sich, dass Studienteilnehmer, die ein- bis viermal wöchentlich Nüsse aßen, ein um 24% niedrigeres Risiko für Herz-Kreislauf-Krankheiten hatten. Wer besonders viele Nüsse verzehrte, konnte dadurch seine Lebenserwartung um vier bis fünf Jahre steigern. Was macht die einzelnen Nusssorten so gesund? Für fast alle Nuss- und Mandelarten konnte eine positive Wirkung auf erhöhte Blutfettwerte nachgewiesen werden. Der reichliche Verzehr von Macadamianüssen senkte in einer australischen Studie die Blutfettwerte sogar besser als eine streng fettarme Diät. Walnüsse enthalten Ellagsäure, der man eine tumorhemmende Wirkung zuschreibt. Paranüsse sind das selenreichste Nahrungsmittel. Das Spurenelement Selen – in Mitteleuropa leider Mangelware – schützt vor »Alterskrankheiten« wie Herzinfarkt, Ar-

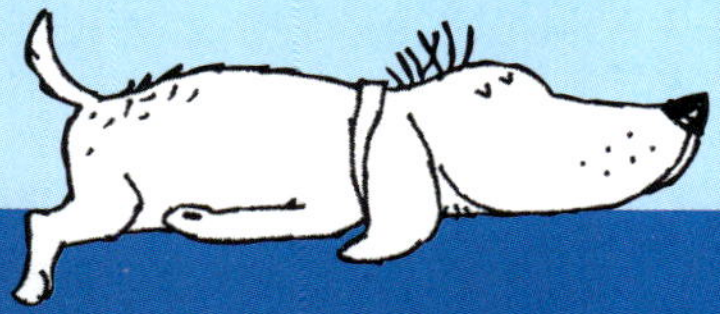

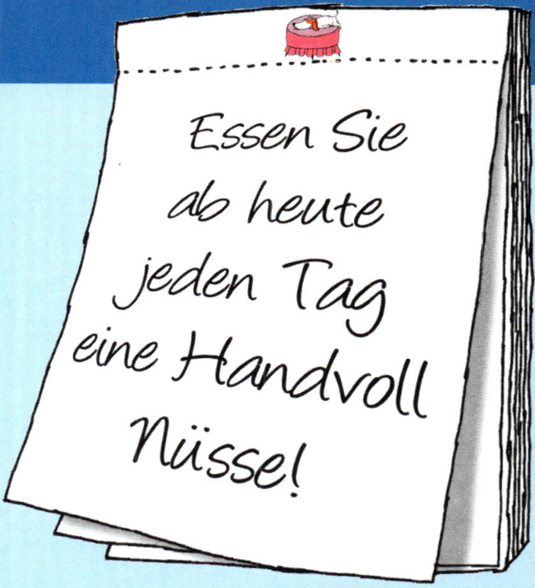

terienverkalkung, Diabetes, Augenschäden und Krebs. Wer regelmäßig Nüsse knabbert (möglichst ungesalzen und nicht geröstet!), senkt dadurch sein Risiko für Diabetes. Die meisten nationalen und internationalen Gesundheitsorganisationen empfehlen deshalb, täglich etwa eine Handvoll Nüsse zu verzehren. Nüsse zählen zu den Nahrungsmitteln mit dem höchsten Ballaststoffanteil (mehr über die Bedeutung der Ballaststoffe finden Sie in dem 36. Wochentipp), liefern schützende Pflanzenstoffe und wertvolle Fettsäuren. Apropos Fettsäuren: Nüsse enthalten tatsächlich reichlich (sehr gesunde) Fette. Dennoch ist die Angst um die Figur anscheinend unbegründet, wie Ernährungsexperten der US-amerikanischen Purdue-Universität in West Lafayette (Indiana) festgestellt haben. Selbst wer nach Belieben Nüsse knabbert, nimmt kaum Gewicht zu. Wahrscheinlich macht der hohe Ballaststoffanteil so satt, dass man insgesamt weniger isst.

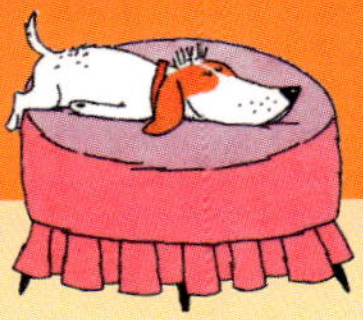

Lesen fördert nachweislich die geistige und psychische Entwicklung von Kindern. Doch Bücher trainieren nicht nur die Gehirne von Schülern. Auch im Erwachsenenalter bleiben diejenigen, die öfters zum Buch greifen, länger aktiv und geistig rege. Regelmäßiges Schmökern ist im wahrsten Sinne des Wortes eine »mentale Altersvorsorge«, denn es senkt nachweislich sogar das Risiko für Demenz.

Doch Gesundheit hin, Demenz her – für viele ist das wichtigste Argument: Bücher lesen macht glücklich! Hirnforscher konnten inzwischen eine Wechselwirkung zwischen dem Schmökern und einer Aktivierung des hirneigenen Belohnungssystems nachweisen. Tatsächlich werden beim Lesen Glückshormone ausgeschüttet. Das liegt nicht nur daran, dass unser Gehirn unterhalten werden will, sondern auch, dass aktives Lesen ein wenig Mühe bereitet. Ein Buch zu lesen oder die Nachrichten der Zeitung zu entnehmen, ist eine größere Herausforderung, als sich vom Fernseher berieseln zu lassen. Doch kleine Anstrengungen, die wir bewältigen können und die uns in diesem Fall auch noch spannende Unterhaltung bieten, machen

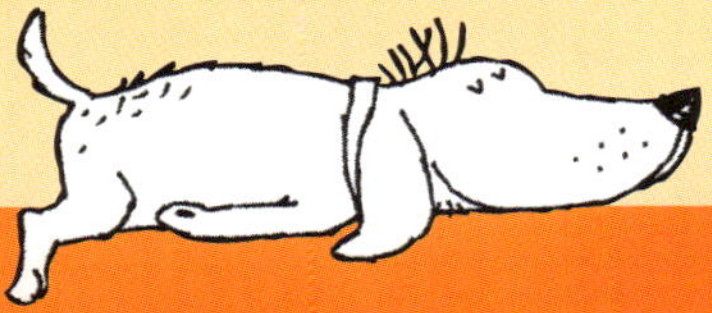

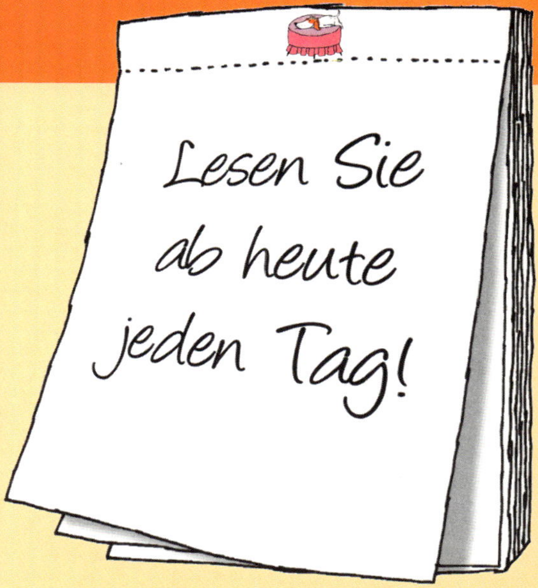

uns zufrieden und vermitteln ein Glück bringendes Gefühl. Der Glücksforscher und Psychologe Mihaly Csikszentmihalyi von der Universität Chicago nennt dieses Gefühl »Flow«. Er meint damit einen Zustand, der einen Menschen ganz gefangen nimmt und Umwelt und Zeit vergessen lässt. Nutzen Sie deshalb ab heute öfters die therapeutische Wirkung eines guten Buchs. Es ist egal, ob Sie sich für spannende Krimis, romantische Romane oder informative Sachbücher interessieren – Hauptsache ist, Ihre grauen Zellen müssen etwas arbeiten. Wenn Sie noch etwas mehr tun möchten, dann wählen Sie ab und zu auch mal Literatur, die nicht Ihrem bisherigen Interessenschwerpunkt entspricht. Das erweitert nicht nur den geistigen Horizont und fördert die Kreativität, sondern liefert wahrscheinlich auch neuen Stoff für den nächsten Smalltalk (siehe Wochentipp Nr. 35).

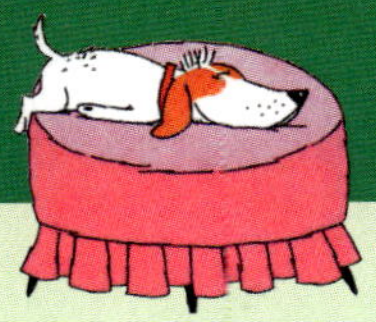

Dehnen Sie sich ab heute jeden Tag mit kleinen Alltagsübungen!

Wenn es um Gesundheitssport geht, denken die meisten Menschen an Ausdauer- oder Muskeltraining. Dass funktionsfähige Muskeln nicht nur kräftig, sondern auch geschmeidig und dehnungsfähig sein müssen, wird häufig vergessen oder als Zeitverschwendung angesehen. Dabei beugen regelmäßige Dehnungsübungen Muskelverletzungen vor. Wir haben für Sie deshalb einige Übungen zusammengestellt, die Sie ab heute täglich durchführen sollten. Das Besondere dabei ist, dass Sie die Übungen sehr leicht zwischendurch machen und in Ihren Alltag einbauen können.

Grundregeln:

1. Keine Gewaltakte. Beim Dehnen müssen Sie behutsam vorgehen.
2. Langsam und nur so lange dehnen, bis Sie ein leichtes Ziehen in den Muskeln verspüren.
3. Halten Sie den Dehnreiz mindestens 20 Sekunden. Wiederholen Sie die Übungen einmal.

Hier die Übungen:

- Wenn Sie in der Wohnung herumlaufen, dann strecken Sie beide Arme nach oben, so als wollten Sie zur Decke fassen und an etwas Hochhängendes herankommen. Dabei werden Rücken- und Bauchmuskeln gedehnt.

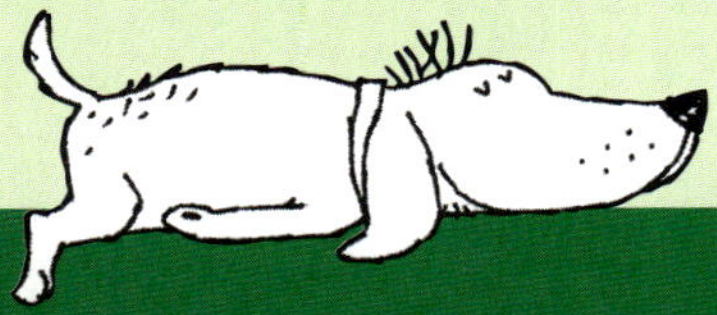

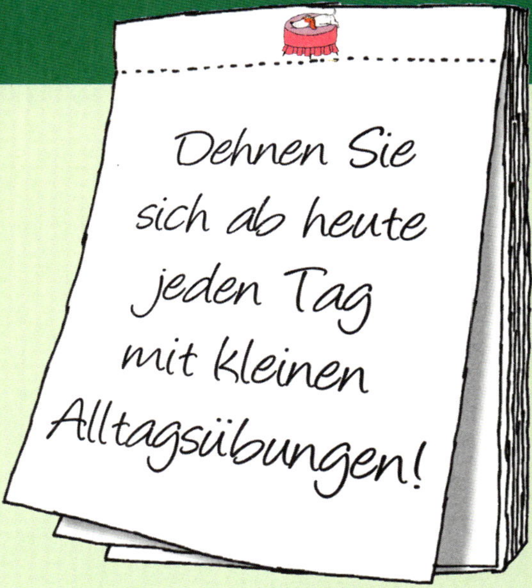

- Wenn Sie durch eine Tür gehen, können Sie das gleich für eine kurze Dehnung der Brustmuskulatur nutzen. Stellen Sie sich vor einen Türrahmen. Strecken Sie die Arme waagrecht zur Seite. Halten Sie sich nun mit den Händen im Türrahmen fest und gehen Sie langsam einen Schritt durch den Türrahmen.
- Beim Treppen Heraufgehen lässt sich die hintere Beinmuskulatur sehr gut dehnen. Stellen Sie sich dazu mit dem vorderen Drittel der Füße auf eine Treppe und senken Sie die Fersen so weit wie möglich unter das Treppenniveau ab. Gehen Sie weiter und stellen Sie dann einen Fuß zwei Treppen weiter nach oben, achten Sie darauf, dass der andere Fuß mit der Ferse auf dem Boden bleibt. Beugen Sie den Oberkörper nach vorne. Anschließend wechseln Sie die Seiten und wiederholen die Übungen.
- Halten Sie sich mit einer Hand leicht am Schreibtisch, dem Fernsehsessel oder Küchentisch fest und winkeln Sie nun ein Bein nach hinten an, halten Sie den Fuß mit einer Hand fest und ziehen ihn leicht nach oben. Verfahren Sie mit dem anderen Bein ebenso. Dabei wird die Oberschenkelvorderseite gedehnt.

Woche 33

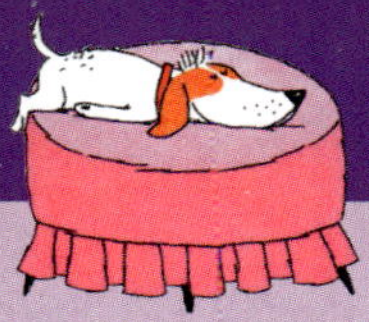

Überprüfen Sie heute, ob Ihr Schlafzimmer ein Schlafzimmer ist!

Ein guter Schlaf ist enorm wichtig für unsere Gesundheit und unser Wohlbefinden. Darauf haben wir schon in der vierten Woche hingewiesen. Wenig beachtet wird bei der Vorbereitung auf einen guten Schlaf im Allgemeinen das räumliche Umfeld. Doch dieses ist ganz entscheidend für eine gute Schlafqualität. Ein gutes Schlafzimmer ist ruhig, dunkel und frei von elektromagnetischen Störfeldern. Diese räumlichen Gegebenheiten schaffen die besten Voraussetzungen für einen erholsamen Schlaf. Sie reduzieren die Stresshormone Cortisol und Adrenalin während der Nacht und sorgen dafür, dass das schlaffördernde Hormon Melatonin in großen Mengen produziert wird.

Die Melatoninausschüttung während der Nacht wird nämlich durch Dunkelheit gefördert. Jeder Lichteinfall reduziert die Schlafhormonproduktion. Völlige Dunkelheit im Schlafzimmer erhöht die Melatoninbildung um 50–200 % verglichen mit einem helleren Schlafraum.

Weniger gut untersucht, aber von einigen Experten durchaus für möglich gehalten ist der Einfluss von elektromagnetischen Feldern auf die Schlafqualität. Sensible Personen klagen immer wieder über Schlafstörungen, wenn sich im Schlafzimmer elektromagnetische Störquellen befinden. Auch hierdurch wird wahrscheinlich die Melatoninproduktion gestört.

Lärm beeinflusst zwar nicht den Spiegel des Schlafhormons, dafür steigen aber schon bei geringer Lärmbelastung die Spiegel der Stresshormone Adrenalin und Cortisol an.

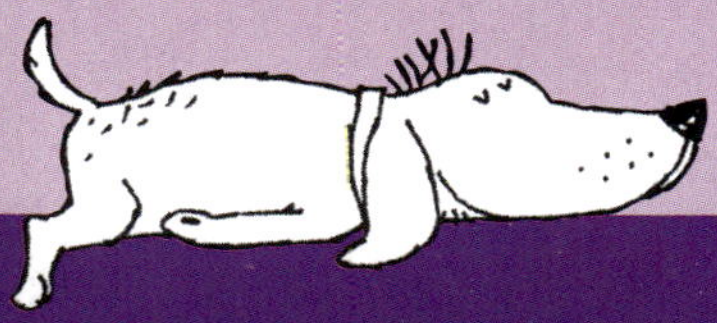

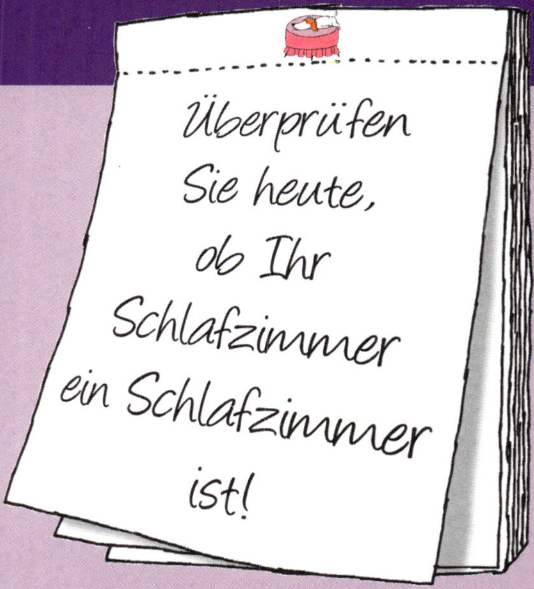

Unsere Vorschläge für einen guten Schlaf:

- Schalten Sie Ihr Handy während der Nacht aus.
- Verzichten Sie auf Radio- oder Elektrowecker im Schlafzimmer. Benutzen Sie einen mechanischen oder batteriebetriebenen Wecker.
- Verbannen Sie den Fernseher aus dem Schlafraum.
- Lassen Sie ganz besonders im Schlafzimmer über Nacht keine elektrischen Geräte auf »Stand-by« laufen.
- Lassen Sie in Ihrem Sicherungskasten einen Netzfreischalter für das Schlafzimmer installieren. Dadurch wird die elektromagnetische Spannung im Raum deutlich reduziert, wenn kein Elektrogerät angeschaltet ist.
- Verdunkeln Sie Ihr Zimmer so gut wie möglich oder benutzen Sie sogenannte Schlafbrillen.
- Das Schlafzimmer sollte der ruhigste Raum in der Wohnung sein. Verwenden Sie Ohrstöpsel, wenn Sie die Lärmbelästigung nicht reduzieren können.
- Lüften Sie das Zimmer kurz vor dem Schlafengehen, achten Sie darauf, dass Ihr Schlafraum weder zu warm noch zu kalt ist. Optimal sind 18 °C.

Woche 34

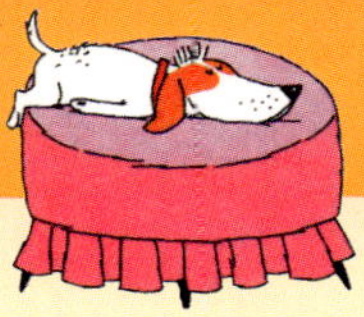

Die Empfehlung für diese Woche durchzuhalten, dürfte den meisten von uns nicht schwer fallen. Viele ergreifen diese Maßnahme zum Erhalt der geistigen Leistungsfähigkeit bereits regelmäßig. Wenn Sie mal keine Lust auf Gehirnjogging oder Sudoku haben, tut es nämlich auch ein kleines Schwätzchen mit der Nachbarin oder dem Kollegen. Diese Erkenntnis verdanken wir einer amerikanischen Forschergruppe um den US-Psychologen Oscar Ybarra von der Universität Michigan. Seiner Untersuchung zufolge sollen das Plaudern mit Freunden und andere soziale Aktivitäten die geistige Aktivität ebenso gut erhalten und verbessern wie Kreuzworträtsel lösen oder lesen. Das Team um Ybarra analysierte, wie oft die 3617 Teilnehmer der Studie im Alter zwischen 24 und 96 Jahren mit Verwandten oder Freunden telefonierten und wie oft sie diese persönlich trafen.

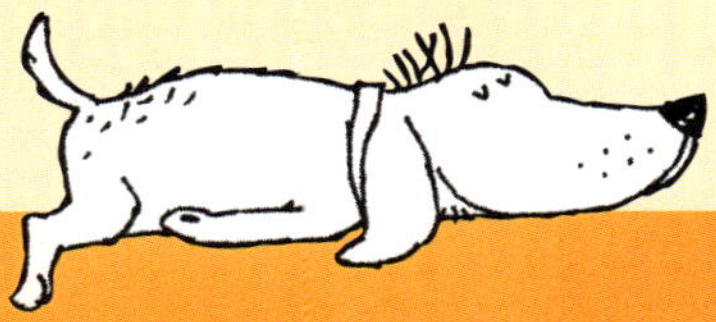

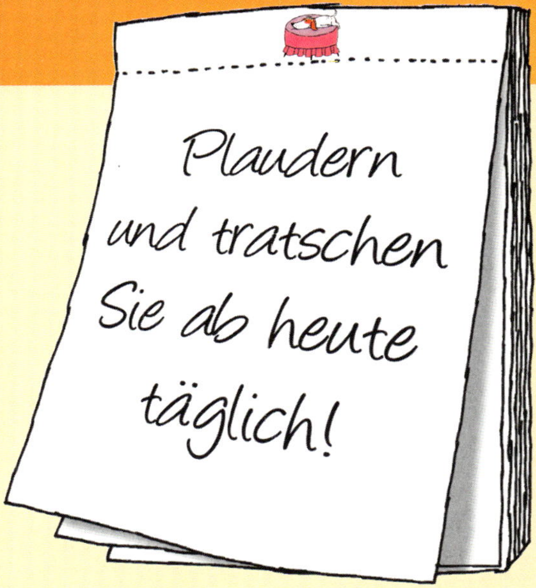

»Quer durch alle Altersgruppen zeigte sich, dass sich mit steigender sozialer Einstellung die geistige Beeinträchtigung reduzierte und sich das Arbeitsgedächtnis verbesserte«, erklärte Ybarra. In einer weiteren Untersuchung, an der rund 2000 ältere Personen teilnahmen, konnte eine enge Verbindung zwischen regelmäßigem sozialen Engagement, häufigem Klatsch und Tratsch und einer guten geistigen Leistungsfähigkeit selbst im höheren Alter nachgewiesen werden. Lassen Sie deshalb zukünftig keine Gelegenheit mehr für einen kleinen Plausch aus. Ihr Gehirn wird es Ihnen danken!

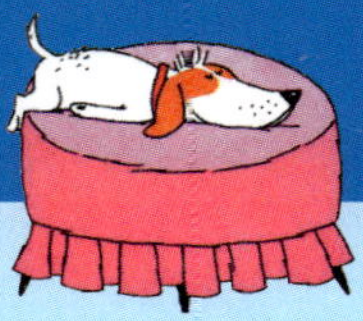

Ballaststoffe sind weitgehend unverdauliche Nahrungsbestandteile, dennoch stellen sie keinen »unnötigen Ballast« dar. Sie sind sogar unersetzlich, wenn es um ein anhaltendes Sättigungsgefühl, eine gute Verdauung, eine Verbesserung der Figur und die Gesundheit von Magen und Darm geht.

Die Deutsche Gesellschaft für Ernährung empfiehlt eine tägliche Ballaststoffaufnahme von 30 g. Mit einer durchschnittlichen Ballaststoffzufuhr von nur 22 g pro Tag sind wir Deutschen noch recht weit von diesem Ziel entfernt. Im Rahmen der »EPIC-Studie«, einer großen Untersuchung, die seit 1992 die Ernährungs- und Lebensgewohnheiten von 490 000 Menschen aus zehn europäischen Ländern analysiert, ging man auch der Frage nach, welche Rolle Ballaststoffe für unsere Gesundheit spielen. Eine wichtige Erkenntnis: Je mehr Ballaststoffe die Nahrung enthält, desto seltener treten Darmtumore auf. Durch eine Erhöhung der Ballaststoffzufuhr von 15 g auf 35 g pro Tag ließ sich das Risiko sogar um 40 % senken.

Die zehn besten Ballaststofflieferanten sind (Ballaststoffgehalt je 100 g):	
Weizenkleie	49,3 g
Haferkleie	18,6 g
Roggenknäckebrot	14,1 g
Roggenflocken	13,3 g
Weizenknäckebrot	12,9 g
Mandeln	9,8 g
Haferflocken	9,5 g
Trockenfrüchte (Aprikosen, Datteln, Pflaumen)	8–9 g
Nüsse (Kokosnüsse, Erdnüsse, Haselnüsse)	7–8 g
Bohnen, gegart	6–8 g

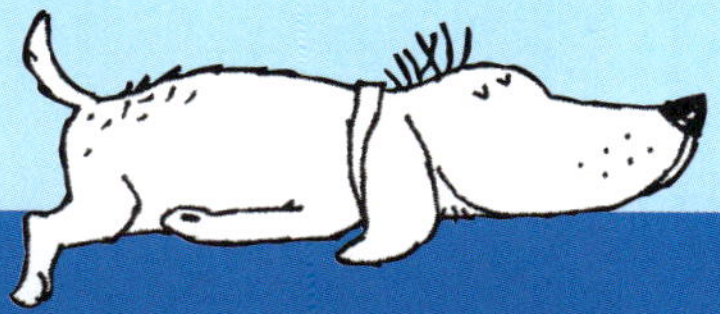

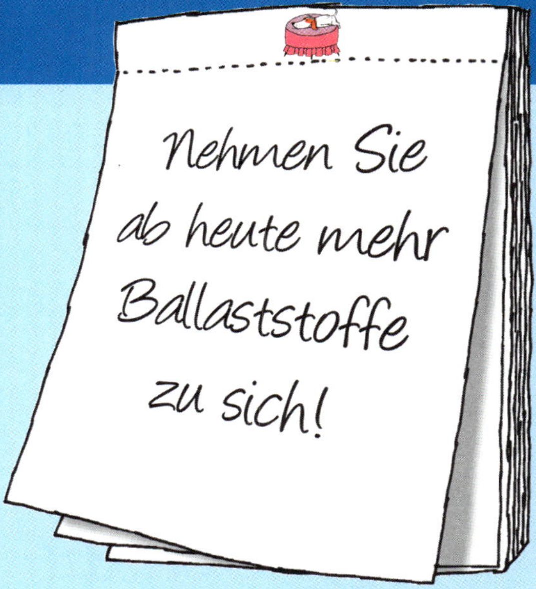

Eine ballaststoffreichere Ernährungsweise bekommt aber auch der Figur, denn sie erleichtert die Gewichtsreduktion und schützt vor einer Gewichtszunahme. Zu wenige Ballaststoffe begünstigen Gewichtsprobleme – das hat eine US-Studie an 74 000 amerikanischen Krankenschwestern gezeigt. Frauen, die überwiegend Weißmehlerzeugnisse und nur selten ballaststoffreiche Vollkornprodukte verzehrten, nahmen am meisten zu. Ihr Risiko für zusätzliche Kilos war doppelt so hoch wie das der Frauen mit der höchsten Ballaststoffaufnahme. Das sind nach unserer Meinung ausreichend Gründe, ab heute mehr Ballaststoffe auf den Teller zu bringen. Vor allem Obst, Gemüse, Nüsse und Getreide enthalten viel davon. Prinzipiell liefern Vollkornprodukte deutlich mehr Ballaststoffe als Weißmehlerzeugnisse.

Einen Ballaststoffrechner, mit dem Sie schnell mal eine tägliche Zwischenbilanz Ihrer Ballaststoffzufuhr machen können, finden Sie unter: www.dayvita.de/ballast_rechner.html.

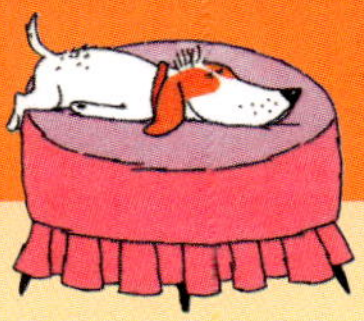

Unsere Sehfähigkeit lässt im Laufe des Lebens nach. Ursachen dafür sind unter anderem eine zunehmende Starrheit der Augenlinse sowie ein Nachlassen der Akkomodationsfähigkeit (Fähigkeit der Augen, sich auf verschiedene Entfernungen einzustellen). Begünstigt wird diese Leistungsminderung zum Beispiel durch eine ständig einseitige Überlastung der Augen. Vor allem das Sehen in der Nähe (Zeitung lesen) wird mit zunehmendem Alter schwieriger.

Die Fähigkeit Ihrer Augen, sich auf verschiedene Entfernungen einzustellen, können Sie durch eine einfache Übung erhalten und verbessern. Trainieren Sie Ihre Augen, indem Sie zunächst einen Punkt in normaler Leseentfernung genau fixieren und anschließend einen zweiten Punkt in der Ferne. Sie können mit einem beliebigen Gegenstand in der Nähe (Leseentfernung) oder auch mit Ihrem Daumen beginnen. Versuchen Sie nun dieses Objekt deutlich und scharf zu sehen. Fixieren Sie anschließend einen zweiten Gegenstand in einer Entfernung von etwa 50 m und betrachten Sie diesen so lange, bis Sie ihn ebenfalls genau erkennen können. Wiederholen Sie diese Übung mehrmals hintereinander. Das Sehtraining lässt

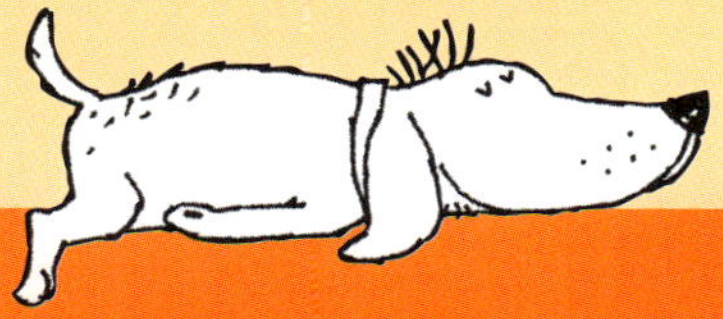

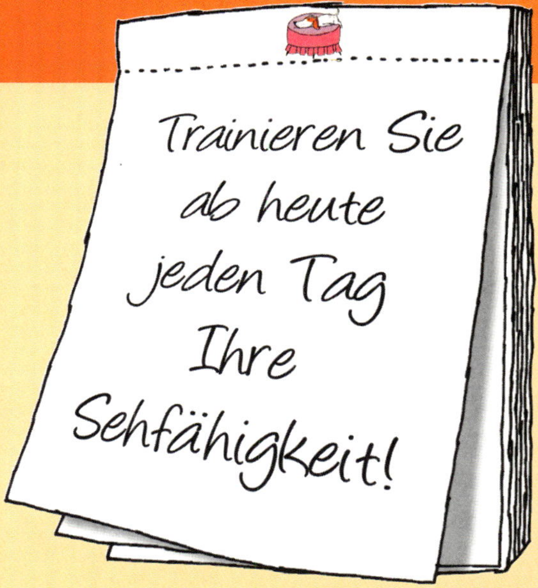

sich beim Spaziergang oder als kurze Augenpause in den Alltag integrieren.

Üben Sie immer ohne Brille und ohne Kontaktlinsen. Bereits nach einigen Wochen Training werden sich Ihre Augen wieder besser auf Nähe und Ferne einstellen können.

Falls Sie regelmäßig am Bildschirm arbeiten, empfehlen wir Ihnen ergänzend noch folgende Entspannungsübung für müde und gereizte Augen:

1. Wärmen Sie Ihre Hände durch Aneinanderreiben vor.
2. Schließen Sie die Augen und dunkeln Sie die Augen mit den warmen Händen ab. Die Hände sollten die Augäpfel nicht berühren (Hohlhand).
3. Atmen Sie während der Übung regelmäßig tief ein und aus.
4. Nehmen Sie die Hände nach 1–2 Minuten wieder langsam von den Augen.

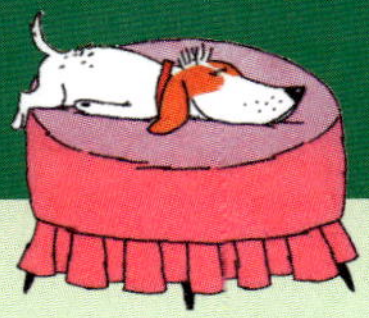

Trinken Sie mehr Wasser!« riet Hippokrates schon vor 2000 Jahren. Seine Empfehlung ist auch heute noch aktuell. Um gesund zu bleiben, benötigt der Organismus täglich etwa zwei Liter Flüssigkeit. Diese Menge wird aber von etwa jedem zweiten Berufstätigen nicht erreicht. Das ist das Ergebnis einer von der DAK und der Informationszentrale Deutsches Mineralwasser (IDM) durchgeführten Studie. Eine zu geringe Flüssigkeitszufuhr hat vielfältige Folgen. Die geistige und körperliche Leistungsfähigkeit lässt nach, Haut und Schleimhäute leiden unter dem Flüssigkeitsmangel und sind so anfällig für Infektionen. Gleichzeitig steigt das Risiko für Nierenerkrankungen und Harnwegsinfekte.

Wie wichtig eine ausreichende Flüssigkeitsversorgung für Konzentration und geistige Leistungsfähigkeit in allen Bevölkerungsgruppen ist, zeigt die »Rosbacher Trinkstudie«: In dieser Untersuchung wiesen Abiturienten mit der größten täglichen Trinkmenge die besten Leistungen in den Prüfungen auf. Auch bei Personen im mittleren und höheren Alter konnten Beziehungen zwischen der täglichen Trinkmenge und der geistigen Leistungsfähigkeit festgestellt werden.

Deshalb empfehlen wir Ihnen, ab heute zwei Liter täglich zu trinken. Das mag auf

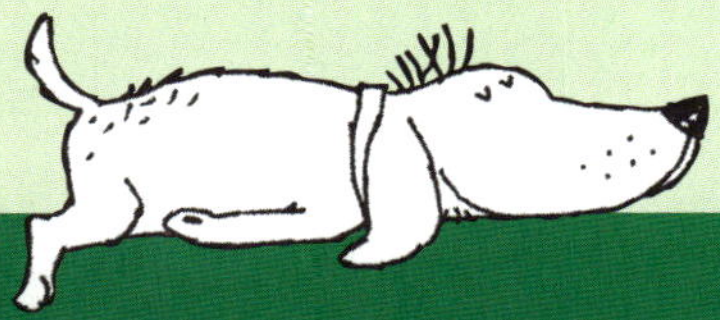

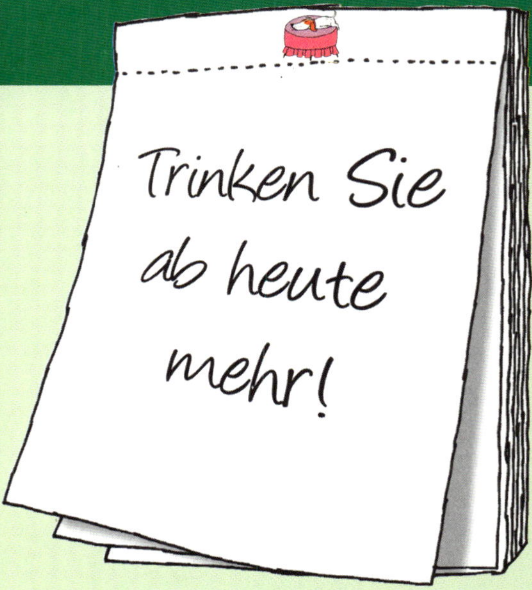

den ersten Blick sehr viel Flüssigkeit sein. Wenn Sie aber das von uns bereits empfohlene Glas Saft (Wochentipp Nr. 6), das Gläschen Rotwein (Wochentipp Nr. 22) sowie die täglich empfohlene Menge Grüntee (Wochentipp Nr. 17) mitzählen, dann lässt sich die restliche Flüssigkeitsmenge schon leichter bewältigen. Diese sollte aus kalorienfreien Getränken wie Wasser oder Tee bestehen. (Achtung: Keine Diätgetränke oder süßstoffhaltigen Limonaden).

Wenn Sie sichergehen möchten, können Sie ein paar Tricks zur Kontrolle der Flüssigkeitszufuhr anwenden. Stellen Sie jeden Morgen die tägliche Trinkmenge bereit, die am Abend ausgetrunken sein sollte. Eine Alternative ist eine Trinkuhr. Dazu stellen Sie einen Kurzzeitwecker auf 60 Minuten ein, bei jedem Klingeln trinken Sie ein Glas (150–200 ml) Wasser oder ein anderes kalorienarmes Getränk. So trinken Sie kontinuierlich jede Stunde eine ausreichende Menge und erreichen am Abend problemlos die angestrebten zwei Liter Flüssigkeit.

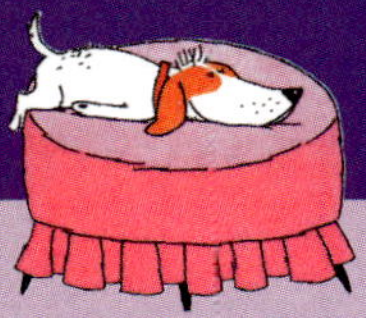

Sagen Sie ab heute öfters »Nein« und streichen Sie Unwichtiges!

»Gott schenke mir die Gelassenheit, Dinge hinzunehmen, die ich nicht ändern kann, den Mut, Dinge zu ändern, die in meiner Macht stehen, und die Klugheit, beides voneinander zu unterscheiden«, riet der Theologe Friedrich Christoph Oetinger (1702–1782). Sie sollten sich als Erstes vornehmen, die Dinge zu ändern, die in Ihrer Macht stehen, um mehr freie Zeit für sich zu bekommen. Zeit, über die wir frei verfügen können, ist meistens rar und somit ein kostbares Gut. Doch Personen und Situationen, die uns unsere wertvolle Zeit rauben, gibt es überall. Mit unserem Geld gehen wir in der Regel sehr sparsam um und überlegen sehr gut, wofür wir es ausgeben und wem wir es schenken. Mit unseren mindestens genauso knappen Zeitreserven verfahren wir hingegen oft verschwenderisch. Viel zu freigiebig »verleihen« wir unsere kostbare Zeit. Setzen Sie deshalb Prioritäten! Lernen Sie Nein zu sagen oder bitten Sie um Bedenkzeit, wenn Sie nicht sofort von einer Sache begeistert sind.

Eine ganze Menge Zeitsparmöglichkeiten finden Sie mit Sicherheit auch in Ihrem Terminkalender. Nicht alle Termine und Aufgaben sind gleich wichtig. Dennoch

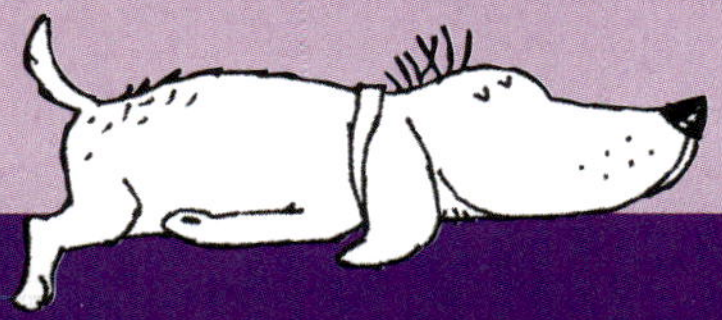

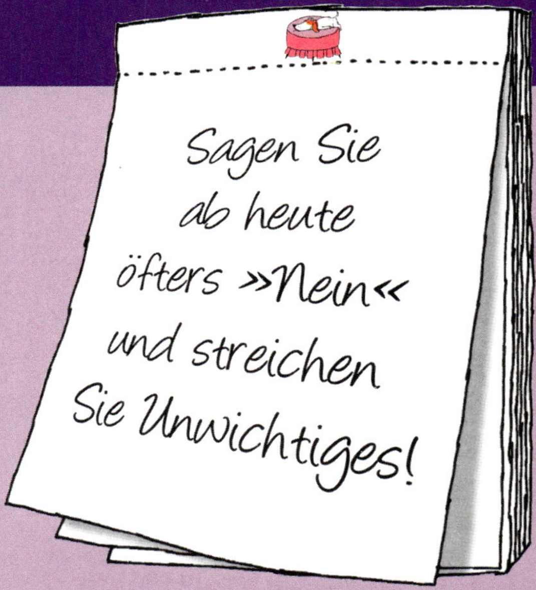

wollen wir zu häufig allen Anforderungen gerecht werden. Dadurch kommen wir oft unnötig in Stresssituationen, die wir eigentlich verhindern könnten. Markieren Sie deshalb jeden Morgen, bevor Sie mit Ihrer Arbeit beginnen, alle Termine, Aufgaben und Erledigungen: Rot bedeutet »superwichtig«, Blau heißt »muss heute irgendwann angegangen werden« und Grün steht für »unwichtig, kann aufgeschoben oder sogar gestrichen werden«. Erledigen Sie zuerst alle rot markierten Termine, später kommen die blauen dran. Grüne Termine und Aufgaben sind so unwichtig, dass Sie sie verschieben oder sogar streichen können. Zukünftig werden Sie lernen, schon rechtzeitig unwichtige Dinge von den wichtigen zu trennen. Dadurch gewinnen Sie nicht nur mehr Zeit, Sie verbessern auch Ihre geistige Leistungsfähigkeit, stärken Ihre Gesundheit und können nachts besser schlafen.

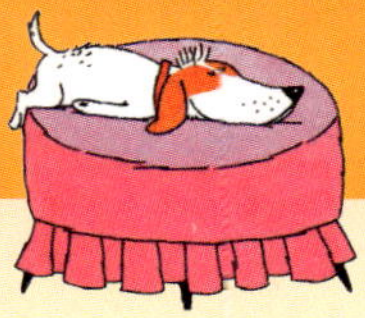

Essen Sie ab heute regelmäßig Fisch!

Wenn Sie ab heute regelmäßig Fisch verzehren, leisten Sie damit einen großen Beitrag für Ihre Gesundheit. Verantwortlich für die vielen positiven Wirkungen des Fischs sind die sogenannten Omega-3-Fettsäuren – besser bekannt als »Fischöl«. Diese haben nicht nur eine »blutverdünnende« Wirkung, sondern können sich auch günstig auf Herzrhythmusstörungen auswirken. Nach regelmäßiger Einnahme von Omega-3-Fettsäuren besserten sich bei Personen, die unter Herzrhythmusstörungen litten, die Beschwerden deutlich.

Wer tüchtig Fisch isst, bleibt auch im Alter geistig rege. Das haben französische Wissenschaftler der Universität Bordeaux im Rahmen einer Studie herausgefunden. Teilnehmer, die mindestens einmal in der Woche Fisch aßen, waren im Alter deutlich besser vor einem Abbau der geistigen Leistungsfähigkeit geschützt. Fischöl wirkt sich zudem günstig auf Stimmung, Verhalten und sogar die Persönlichkeit aus

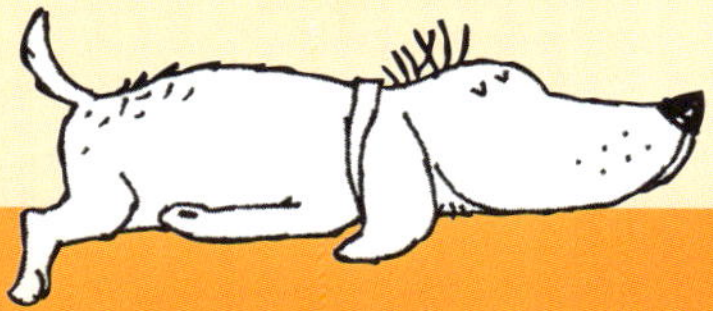

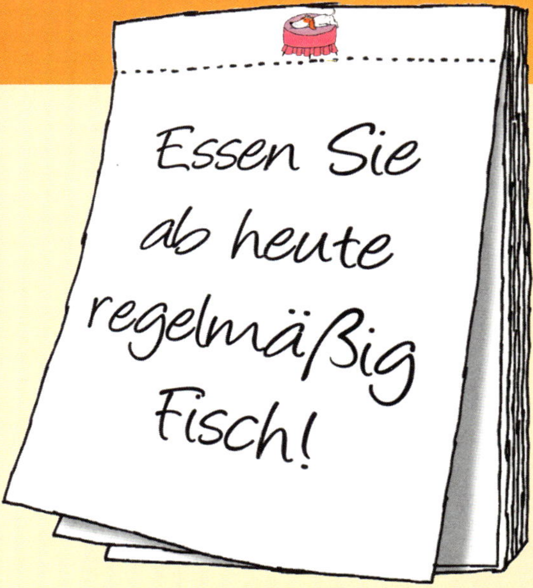

(Untersuchung der Medical School der Universiät von Pittsburgh). Menschen mit einer hohen Konzentration der Fettsäuren im Blut waren ausgeglichener, optimistischer, gelassener und neigten weniger häufig zu Depressionen. Daneben senken regelmäßige Fischmahlzeiten auch das Risiko für Darmtumore, altersbedingte Augenschäden und Zuckerkrankheit.

Der tägliche Bedarf an Fischöl (Omega-3-Fettsäuren) liegt bei 600–1000 mg. Wenn Sie nicht mindestens ein- bis zweimal wöchentlich fettreiche Fische wie Lachs, Makrele oder Hering verzehren wollen, können Sie Ihren Bedarf an dieser wichtigen Fettsäure auch durch Einnahme von Fischölkapseln decken.

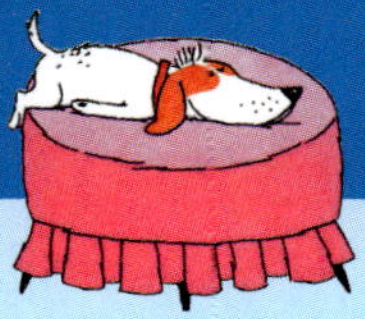

Legen Sie ab heute Zeiten fest, an denen Sie nicht erreichbar sind!

Auf der ganzen Welt telefonieren … etwa 1,5 Milliarden Menschen mit dem Handy. Daraus folgt, dass ein Viertel der Weltbevölkerung mit dem Handy erreichbar ist.« (www.handy-tarife.de). Unsere Großeltern lebten zufrieden ohne Mobiltelefon. Sie hatten nicht das Gefühl, irgendetwas zu verpassen. Heute meinen die meisten Menschen, dass sie überall und jederzeit erreichbar sein müssen. Deshalb ist ihr Handy Tag und Nacht auf Empfang geschaltet. Aber nicht nur das Mobiltelefon fordert ständig unsere Aufmerksamkeit, Gleiches gilt auch für pausenlos eingehende und häufig unwichtige E-Mails, die gesichtet, beantwortet oder gelöscht werden müssen. Eine solche Allzeitpräsenz, zu der wir uns – oft ohne Grund – verpflichtet fühlen, raubt uns die Freiheit. Wir stehen dadurch unter ständiger Kontrolle und werden abhängig von den Anrufen der anderen.

Diese ständige Erreichbarkeit und das Hineintragen der Arbeit in die Familie wird zu einer extremen Belastung des Einzelnen sowie der Familienmitglieder. Nur

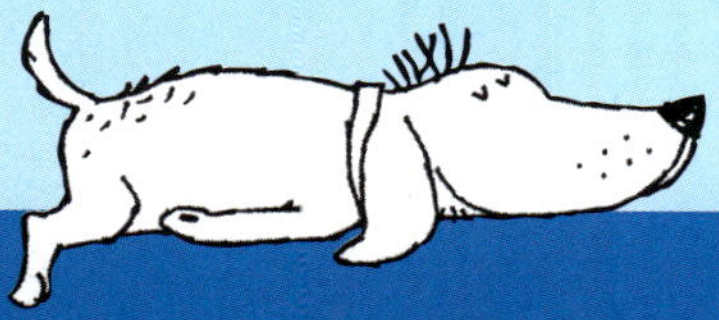

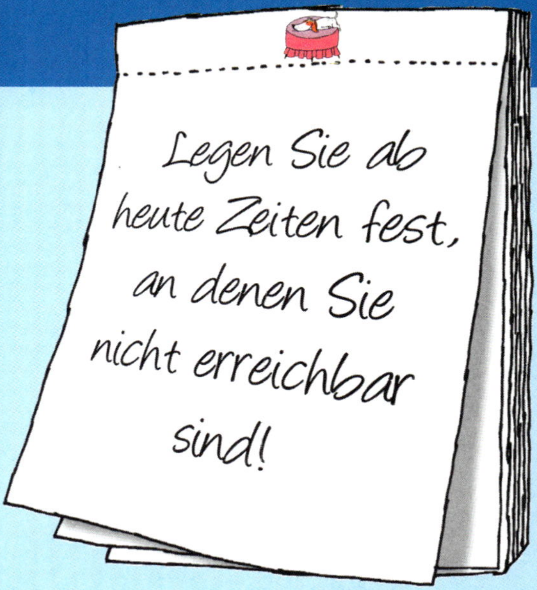

ganz selten ist unter den Anrufern einer mit einer wirklich wichtigen Nachricht. Die meisten sind Zeiträuber.

Deshalb planen Sie ab sofort täglich feste Zeiten ein, in denen Sie für niemanden zu sprechen sind. Legen Sie von vornherein fest, ob Sie einen Tag pro Woche nicht erreichbar sind oder jeden Abend ab 18 Uhr. Vermeiden Sie zu diesen Zeiten auch das Telefonieren über das Festnetz. Rufen Sie Ihre E-Mail-Nachrichten nur zweimal am Tag ab. Sie erhalten dadurch ein Stück Freiheit zurück. Angst, dass Sie etwas verpassen, müssen Sie nicht haben. Wichtige Nachrichten kommen auch noch am nächsten Tag an oder werden auf Ihrer Mailbox hinterlassen.

Legen Sie ab heute Ihre Rolle in unserer Kommunikationsgesellschaft nach Ihren eigenen Maßstäben fest.

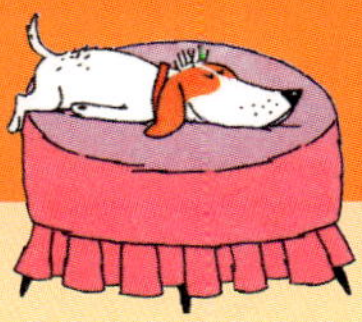

Kinder lachen, kichern und prusten bis zu 400 (!) Mal am Tag, wir Erwachsenen bringen es nur noch auf magere 15 Lacher. Tendenz weiter abnehmend. So lachte man in den Fünfzigerjahren noch bis zu 18 Minuten täglich, heute beträgt die »Lachdauer« eines Erwachsenen nur noch sechs Minuten.

Schade, denn Lachen macht nicht nur glücklicher, kreativer und entspannter. Wer sich mehrmals täglich vor Lachen schüttelt, wird dadurch auch gesünder.

»Lachen ist die beste Medizin«, weiß der Volksmund. Dass eine gute Portion Humor tatsächlich der beste Herzschutz ist, wurde durch US-Kardiologen jetzt bestätigt. Michael Miller von der Universität von Maryland in Baltimore fand heraus, dass humorvolle Menschen seltener einen Herzinfarkt erleiden als ihre pessimistischen Zeitgenossen.

Um die Schutzwirkung des Lachens genauer zu überprüfen, lud Miller 20 junge Männer und Frauen, alles Nichtraucher, zu einem Kinoabend ein. Hier wurden zwei Filme vorgeführt: Die Eingangsszene des Kriegsdramas »Der Soldat James Ryan« und eine Szene aus der in den USA sehr erfolgreichen Komödie »King Pin«. Vor und jeweils eine Viertelstunde nach den Filmen wurde die Gefäßfunktion (Endothelfunktion) gemessen. Eine gute Endothelfunktion sorgt für eine verbesserte

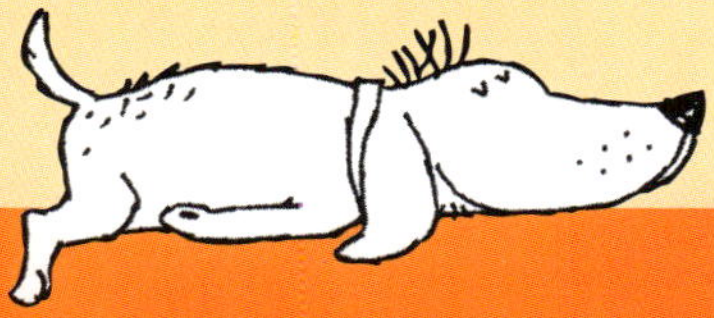

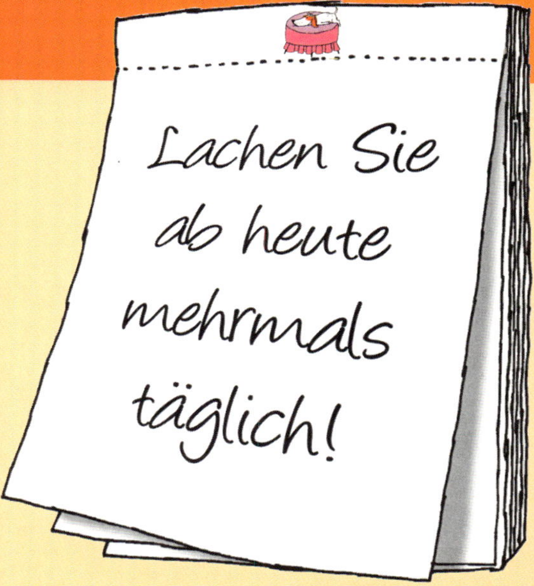

Durchblutung und schützt vor Arterienverkalkung. Das Ergebnis: Der traurige Kriegsfilm führte bei 14 der 20 Teilnehmer zu einer Abnahme der Gefäßfunktion. Die überaus witzige Komödie bewirkte hingegen bei 19 der 20 Probanden eine deutliche Verbesserung. Durch das Lachen nahm die Durchblutung um 22 % zu, verschlechterte sich aber nach dem Kriegsdrama um 35 %. Die Wirkung der Komödie auf die Gefäße gleicht den Veränderungen, die man bei leichter sportlicher Betätigung nachweisen kann. Wir legen Ihnen beides ans Herz: regelmäßig Sport treiben und dazu so oft wie möglich lachen! Schauen Sie sich zukünftig mehr Comedy als Dramen an (auch wenn das Niveau oft zu wünschen übrig lässt). Umgeben Sie sich mit Menschen, die das Leben von der heiteren Seite sehen – das färbt ab. Suchen Sie nach der Komik im Alltag. Und wenn das alles nicht hilft: Ziehen Sie einfach die Mundwinkel zu einem Lächeln nach oben – tatsächlich schüttet das Gehirn in diesem Fall ähnliche Glückshormone aus wie beim echten Lachen.

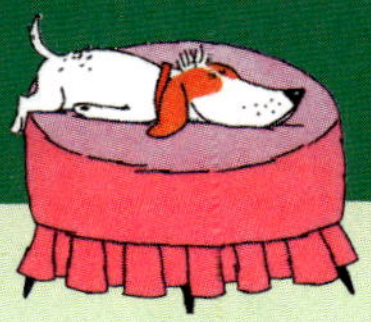

Essen Sie ab heute drei statt fünf Mahlzeiten!

Täglich fünf statt drei Mahlzeiten« oder »regelmäßig kleine Zwischenmahlzeiten einlegen« – das galt lange als Grundlage jeder gesunden Ernährung und wurde auch zur Gewichtsreduktion empfohlen. Inzwischen weiß man, dass das Unsinn ist. In verschiedenen Untersuchungen wurde festgestellt, dass fast alle Menschen mehr Kalorien über den Tag aufnehmen, wenn sie fünf statt drei Mahlzeiten verzehren. Auf Dauer nimmt man mit diesem Essverhalten eher zu als ab. Mittlerweile vermutet man sogar, dass Stoffwechselstörungen wie Zuckerkrankheit und erhöhte Blutfettwerte durch zu häufiges Essen – selbst kleiner Portionen – begünstigt werden.

So hat der schottische Biochemiker Victor Zammit vom Hannah Research Institute in Ayr festgestellt, dass die ständige Nahrungsaufnahme zu einem dauerhaft erhöhten Insulinspiegel führt und dieser wiederum die unerwünschte Freisetzung schädlicher Fette (LDL-Cholesterin, Tri-

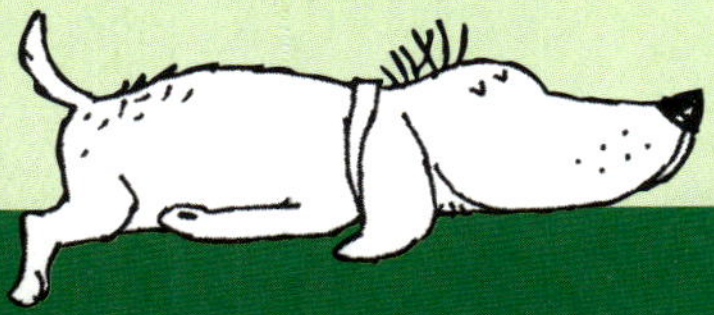

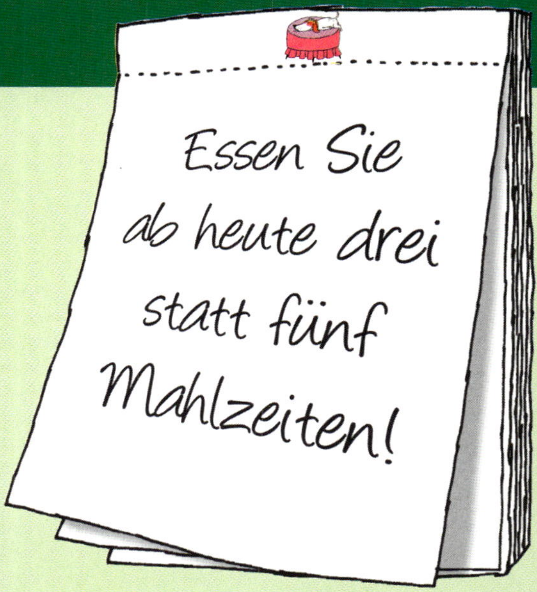

glyceride) aus der Leber begünstigt. Ist der Insulinspiegel ständig erhöht, steigt nicht nur das Risiko für eine Zuckerkrankheit, sondern auch das Abnehmen wird deutlich erschwert: Das blutzuckersenkende Hormon Insulin schließt das Fett regelrecht in den Fettzellen ein und wirkt so dem Abbau von Fettgewebe entgegen. Aus diesem Grunde empfehlen wir Ihnen von einem Fünf- auf einen Drei-Mahlzeiten-Rhythmus umzusteigen und zwischen den Mahlzeiten eine Nahrungspause von etwa vier bis fünf Stunden einzuhalten. (Diese Empfehlung gilt nicht für Diabetiker, Kinder, Schwangere oder stillende Mütter.)

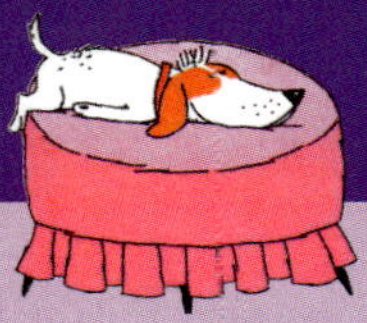

Zimmerpflanzen dienen nicht nur der Verschönerung der Wohnung oder der Büroräume, sie verbessern auch die Wohnatmosphäre. Tatsächlich wird in begrünten Büroräumen seltener über Stress, Nervosität, Kopfschmerzen oder Infekte geklagt. Topfpflanzen geben fast 98 % des Gießwassers wieder in die Luft ab. Dadurch steigt die Luftfeuchtigkeit in einen Bereich an, den die meisten Menschen als angenehm empfinden. Die höhere Luftfeuchtigkeit schützt Haut und Schleimhäute vor dem Austrocknen und beugt so Infekten vor.

Da Zimmerpflanzen Kohlendioxid aus der »verbrauchten Luft« aufnehmen und Sauerstoff abgeben, wirken sich Blattgewächse auch positiv auf den Sauerstoffgehalt der Innenräume aus und sorgen für ein angenehmes Raumklima. Ein hoher Kohlendioxidgehalt in der Luft macht uns schlapp und müde. Je größer die Blattoberfläche einer Pflanze ist, desto effektiver kann sie Kohlendioxid abbauen. Entscheidend dabei ist aber nicht nur die Größe des einzelnen Blattes, sondern die Gesamtfläche aller Blätter. Eine Pflanze mit vielen kleinen Blättern ist für Luftfeuchtigkeit und Wohnklima genauso wertvoll wie ein Gewächs mit wenigen großen Blättern.

Und noch einen weiteren Vorteil haben eine grüne Wohnung oder ein grünes Büro:

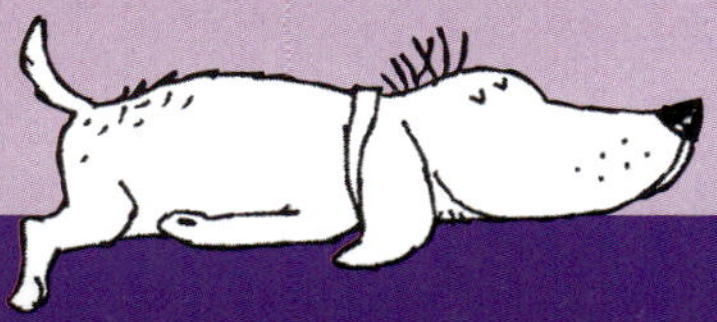

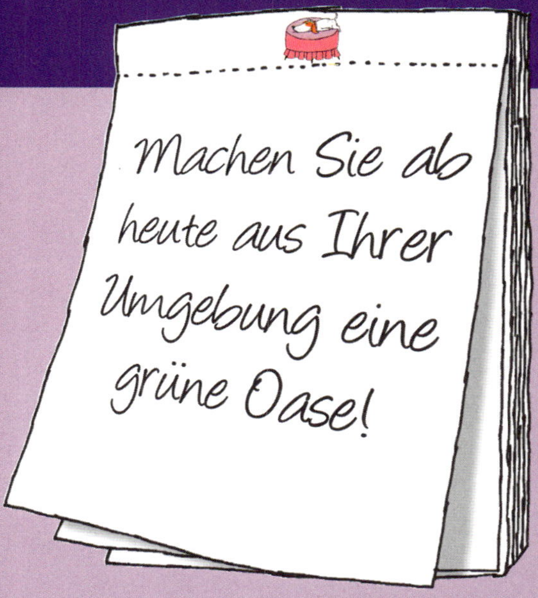

Raumgifte, die furnierte Möbel, Teppiche oder Elektrogeräte abgeben, können durch Grünpflanzen wieder abgebaut werden. Bewährte Giftfresser, die Benzol (aus Druckern und Kopierern) und Kohlendioxid abbauen, sind Efeu, Drachenbaum, Banane, Ficusarten und Grünlilie sowie Bogenhanf. Formaldehyd, welches vor allem Spanplatten furnierter Möbel abgeben, wird durch Grünlilien, Drachenbaum, Efeutute und Gerbera unschädlich gemacht. Auch die Konzentration anderer Schadstoffe in der Innenluft kann durch Pflanzen verringert werden: Durch ihre Spaltöffnungen nehmen die Zimmerpflanzen Schadstoffe auf und verarbeiten diese zu ungiftigen Endprodukten. Das konnte unter anderem für das Raumgift Formaldehyd inzwischen wissenschaftlich nachgewiesen werden. Für die Schadstoffreduktion in Wohnung und Büro sind deshalb vor allem schnell wachsende, große Zimmerpflanzen am besten geeignet. Vor der Bepflanzung der Büroräume sollten Sie aber Ihren Chef fragen. Der muss der Begrünung nämlich erst zustimmen.

Woche 44

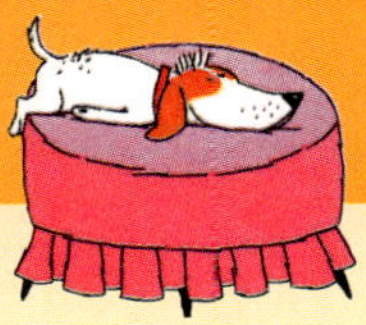

Essen Sie ab heute abends eiweißreicher!

Frühstück und Abendessen sind für unser Wohlbefinden die wichtigsten Mahlzeiten. Während das Frühstück Kraft und Energie für den Tag liefern soll und deshalb reich an Kohlenhydraten sein muss (siehe dazu auch unseren Wochentipp Nr. 10), dient die abendliche Mahlzeit in Verbindung mit dem Schlaf der Regeneration der Zellen. Abendessen mit den richtigen Zutaten zur rechten Zeit kann eine Gewichtsreduktion wirkungsvoll unterstützen und sogar die Geschwindigkeit des Alterns etwas verzögern. Sie bleiben mit dem richtigen Abendessen wahrscheinlich länger jung. Um diesen regenerierenden und verjüngenden Effekt zu erzielen, sollte die letzte Mahlzeit des Tages eiweißhaltig sein und mit Gemüse und Salaten kombiniert werden. Auf Kohlenhydrate – in welcher Form auch immer – sollte weitgehend verzichtet werden. Eiweiß, insbesondere tierisches Eiweiß, enthält die Aminosäuren Arginin, Ornithin und Lysin, welche für die Produktion des verjüngenden Wachstumshormons (STH = somatotropes Hormon) benötigt werden. Kohlenhydrate dagegen verhindern die Ausschüttung dieses Hormons. Die Aminosäure Arginin hat darüber hinaus auch noch eine leicht blutdrucksenkende und gefäßschützende Wirkung.

Bitte bedenken Sie, dass unser Körper vier bis fünf Stunden zur Verdauung der

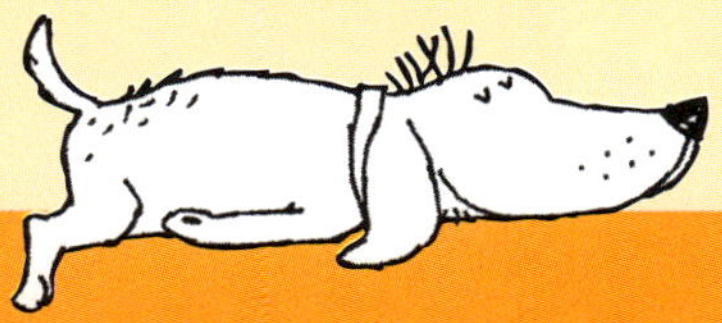

eiweißhaltigen Nahrungsmittel benötigt. Deshalb sollte die letzte Tagesmahlzeit möglichst früh eingenommen werden (möglichst nicht später als 18.30 Uhr).

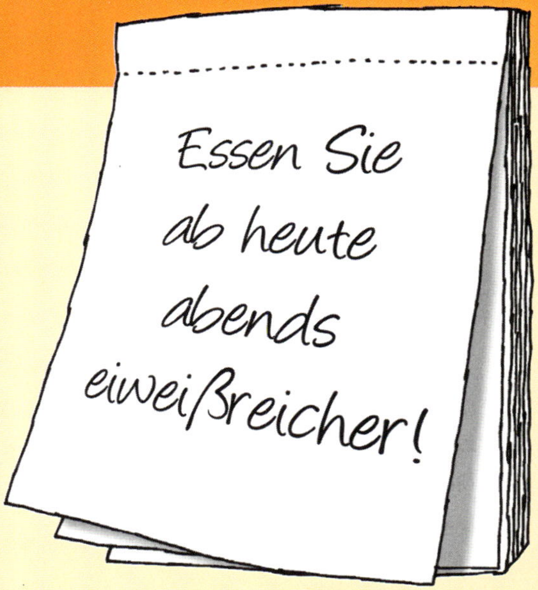

Was kann man am besten abends essen und trinken?

Hühnerfleisch, Fisch, Rindfleisch, Garnelen, Lamm, Sojabohnen, Quark, Weizenkeime, Eier, Erdnüsse und Haselnüsse. Dazu können Sie Gemüse (außer Karotten und Mais) oder Salat, der mit pflanzlichen Ölen zubereitet wurde, essen. Limonade, Bier oder Säfte enthalten für die Abendmahlzeit zu viele Zuckerverbindungen. Als Getränke kommen Wasser oder ungesüßter Tee infrage.

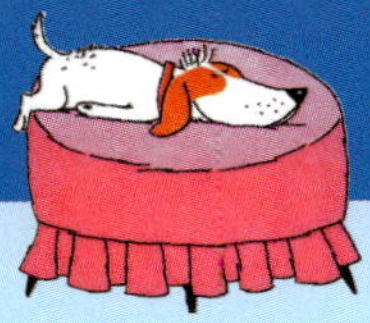

Stärken Sie ab heute Ihre Körpermitte!

Die Statik unseres Körpers ähnelt der eines Riesenrades – jede Bewegung erfolgt aus der Mitte heraus. Um Stabilität und Festigkeit zu garantieren, muss diese Region besonders kräftig sein. Zu den Stabilisatoren unserer Körpermitte zählen nicht nur die unter der Haut sichtbaren Bauch- und Rückenmuskeln. Ebenso wichtig sind die tief liegenden Muskeln des Rumpfes, die Gesäßmuskeln und die Beckenbodenmuskulatur. Eine starke Körpermitte sorgt für eine gute Haltung, schützt vor Rückenschmerzen, Verletzungen und Blasenschwäche. Daneben wird das Wohlbefinden insgesamt verbessert. Immer mehr innovative Fitnessprogramme zielen auf diese bisher wenig beachtete Region des Körpers ab. Core-Fitness (von Core = Kern) ist ein neuer Trend aus den USA, der die Stabilität der Körpermitte, die bei den üblichen Fitnessprogrammen meist stiefmütterlich vernachlässigt wird, trainiert. Auf dieses Training setzte auch Jürgen Klinsmann, als er die deutschen Fußballer für die Weltmeisterschaft 2006 fit machte. Aber auch mit dem klassischen Beckenbodentraining, allen Balanceübungen oder Pilates lässt sich die Körpermitte stärken. Ein regelmäßiges Training ist sicher sinnvoll, einige Übungen können Sie aber auch hervorragend in den Alltag einbauen.

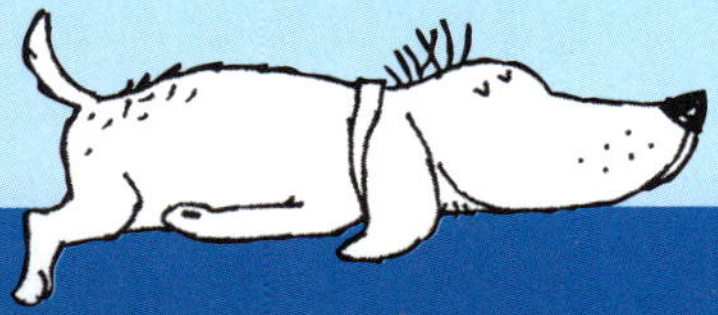

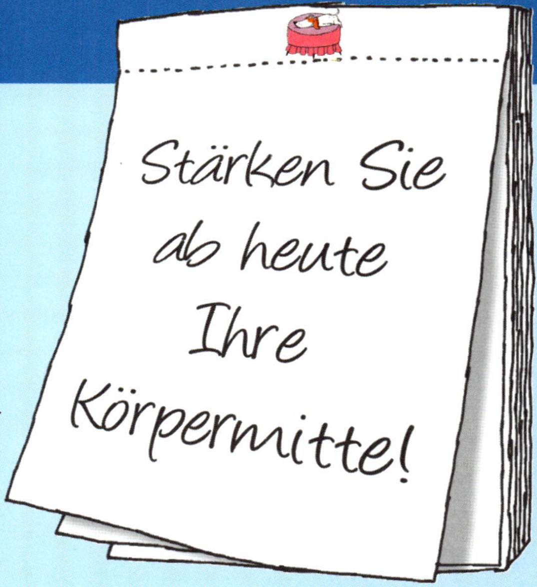

- Achten Sie mehrmals täglich bewusst auf Ihre Haltung. Neigen Sie das Kinn ganz leicht Richtung Brustbein, ziehen Sie den Hals lang und richten Sie den Kopf auf – als würde ihn ein dünner Faden am Hinterkopf nach oben ziehen.
- Richten Sie den Oberkörper von den Hüften aus wie in einem Korsett auf.
- Ziehen Sie den Bauchnabel Richtung Wirbelsäule, so als würden Sie den Knopf einer etwas zu engen Jeans schließen wollen. Halten Sie diese Spannung so lange wie möglich.
- Spannen Sie die Beckenbodenmuskulatur an. Diese Übung fühlt sich so an, als ob Sie auf der Toilette versuchen, den Urinstrahl zu stoppen. Halten Sie die Spannung so lange wie möglich. Atmen Sie dabei ganz normal weiter.

Das Training der Körpermitte lässt sich bei der Erledigung Ihrer täglichen Aufgaben – zum Beispiel im Büro, in der Schlange an der Supermarktkasse, bei der Hausarbeit oder im Auto – ganz unauffällig durchführen. Sie sollten diese Übungen mehrmals täglich praktizieren und die Spannung so lange wie möglich halten.

Woche 46

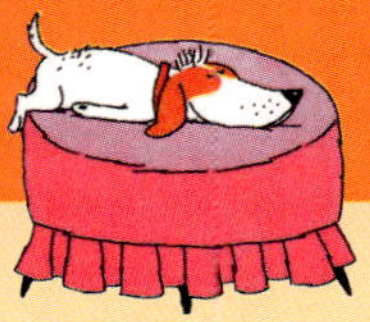

Der katholische Pfarrer Sebastian Kneipp (1821–1897) war der Erste, der Wasser gezielt zur Behandlung von Krankheiten eingesetzt hat. Es wird berichtet, dass er seine Lungentuberkulose durch Kaltwasseranwendungen heilen konnte. Heute gehören sogenannte Kneipp-Anwendungen zum Behandlungsrepertoire vieler naturheilkundlich orientierter Einrichtungen. Doch Kneipp-Anwendungen können Sie ganz einfach auch zu Hause durchführen. Wir empfehlen Ihnen deshalb ab heute – in Anlehnung an Pfarrer Kneipp – tägliche Wechselduschen. Darunter versteht man das abwechselnde Duschen mit warmem und kaltem Wasser. Wärmen Sie zunächst Ihren Körper mit warmem Duschwasser auf. Anschließend kommt die kalte Dusche. Beginnen Sie hier mit dem rechten Bein, wechseln Sie dann zum linken Bein. Anschließend kommt der rechte, dann der linke Arm dran. Wenn gesundheitlich nichts dagegen spricht, können Sie jetzt kurz den ganzen Körper kalt abduschen. Danach beginnen die Wasseranwendungen wieder wie be-

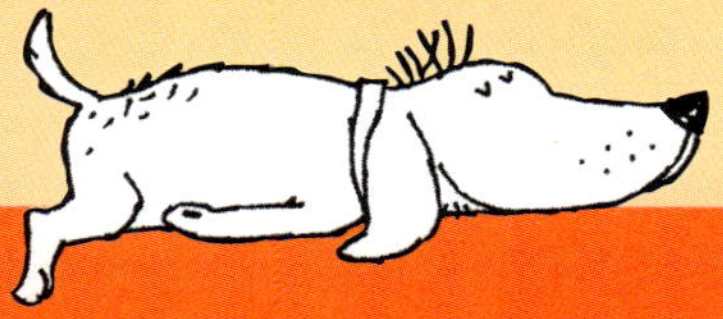

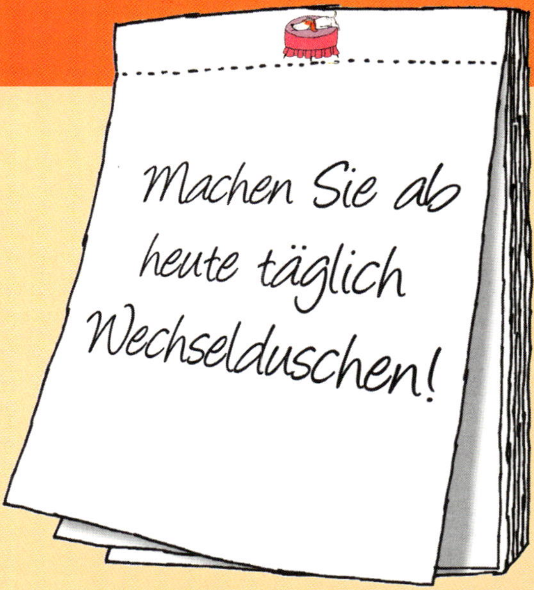

schrieben mit einer warmen Dusche. Sie können den Vorgang bis zu dreimal wiederholen. Beendet wird die Wechseldusche mit kaltem Wasser. Wenn Sie mit Kaltwasseranwendungen noch keine Erfahrungen haben, kostet das Wechselduschen zunächst einige Überwindung. Nach wenigen Tagen werden Sie es aber als wohltuend und anregend für Geist und Körper empfinden.

Durch die Wechselduschen wird das Immunsystem – ähnlich wie durch Saunagänge – gestärkt, die Durchblutung der Haut verbessert und die Widerstandskraft gegen Erkältungskrankheiten erhöht. Einen ähnlichen Effekt können Sie auch durch ausschließlich kaltes Duschen, kalte Bäder oder Schwimmen im kühlen Wasser erzielen. Jedoch ist das nicht jedermanns Sache …

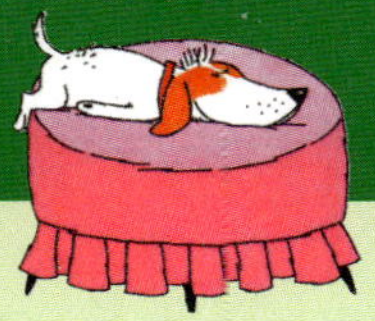

Suchen Sie ab heute im Alltag Abenteuer und neue Erlebnisse!

»Stillstand ist Rückschritt«, dieser Satz wird in Industrie und Politik häufig zitiert, um die Entwicklung des Gemeinwesens oder einer Firma voranzutreiben. Auch für Sie persönlich bedeuten Langeweile, immer wiederkehrende Alltagsroutine, das Klammern an alten Gewohnheiten, Einstellungen und Verhaltensweisen Stillstand im Bereich Ihrer geistigen und emotionalen Weiterentwicklung. Eintönigkeit und Langeweile sind auch ein Hauptgrund für Unzufriedenheit und Verdrießlichkeit. Bringen Sie deshalb ab dieser Woche mehr Leben in Ihr Leben. Werden Sie neugierig. Interessieren Sie sich bewusst für neue Eindrücke und Erlebnisse oder beleben Sie Ihre Erfahrungen aus der Jugendzeit. Haben Sie schon einmal im Dunkeln gegessen? Entsprechende Restaurants gibt es in vielen Städten. Wann haben Sie zuletzt in einem Zelt übernachtet? Egal ob Sie im Garten oder in der freien Wildnis campen – es ist sicherlich ein Erlebnis für alle Sinne. Können Sie sich noch an Ihren letzten Zirkusbesuch erinnern oder wann

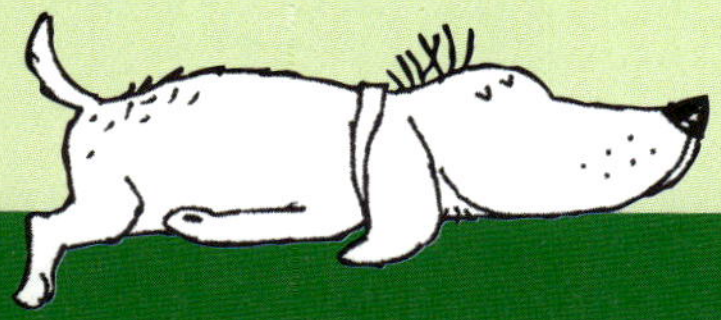

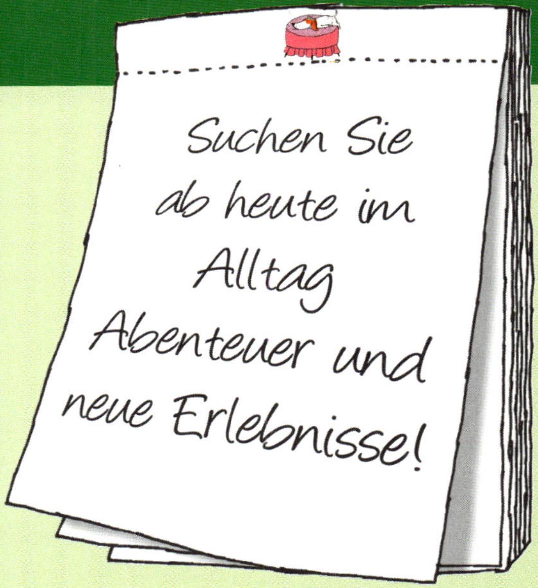

Sie zuletzt in einem zoologischen oder botanischen Garten waren? Waren Sie schon einmal als Urlauber in Ihrer eigenen Stadt unterwegs, haben an einer Stadtführung teilgenommen und in einem Hotel vor Ort übernachtet? Sicher gibt es noch viele Dinge, die Sie schon immer mal machen wollten, aber aus unerfindlichen Gründen bisher noch nicht in die Tat umgesetzt haben. Tun Sie es doch einfach! Aus der Glücksforschung weiß man, dass es für die persönliche Entwicklung und die Zufriedenheit eines Menschen viel sinnvoller ist, in Erlebnisse zu investieren als in materielle Güter. Der Sättigungseffekt bei materiellen Gütern tritt meist sehr rasch ein, von Erlebnissen zehrt man oft viele Jahre. Deshalb gilt ab dieser Woche: Runter vom Sofa, rein ins Leben!

Woche 48

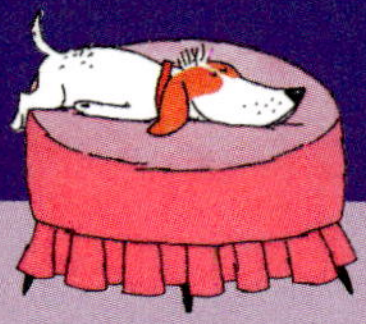

Schließen Sie ab heute Lücken in Ihrer Nährstoffversorgung!

Wir empfehlen Ihnen heute, auf eine ausreichende Zufuhr von Vitaminen, Mineralstoffen und Spurenelementen zu achten. Diese sollte im Idealfall über die Ernährung abgedeckt werden. Dennoch gibt es für einige Mikronährstoffe in weiten Teilen der Bevölkerung nachgewiesene Versorgungslücken, weil diese nach Ansicht aller Experten in unserer Nahrung in zu geringen Mengen vorkommen. Wichtige Mikronährstoffe gehen zudem oft durch Anbau, Lagerung und Zubereitung der Nahrung verloren.

Versorgungsengpässe bestehen manchmal bei Jod, häufiger bei Folsäure und Selen. Ältere Menschen haben darüber hinaus oft einen erhöhten Kalzium- und Vitamin-D-Bedarf.

Besonders schwierig ist die ausreichende Versorgung mit Folsäure. In fast allen Altersgruppen, sowohl bei Männern als auch bei Frauen, kann man einen Folsäuremangel feststellen. Folsäure kommt vor allem in Getreide und grünem Gemüse (Brokkoli, Kohl, Blattsalate, Spinat) vor. Allerdings stellt selbst ein regelmäßiger Verzehr dieser Nahrungsmittel nicht immer den Bedarf sicher. Deshalb empfehlen wir Ihnen, die Nahrung täglich durch ein Folsäurepräparat (400 µg) zu ergänzen. Versorgungslücken können Sie auch schließen, indem Sie Kochsalz verwenden, das

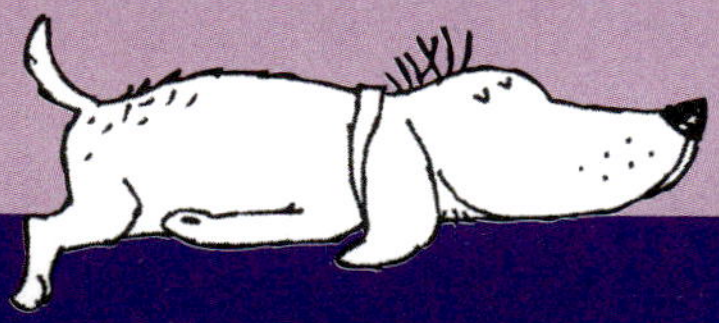

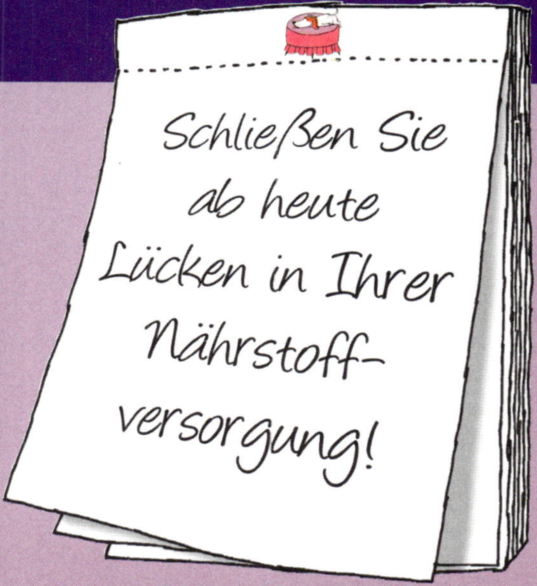

mit Folsäure und Jod angereichert ist – klären Sie aber vorher, ob Sie einen Jodmangel haben. Eine weitere gute Jodquelle ist Seefisch, den Sie ein- bis zweimal wöchentlich verzehren sollten. Dieser enthält gleichzeitig auch das Spurenelement Selen. Daneben sind Paranüsse eine hervorragende Selenquelle. Bereits mit drei bis vier Paranüssen können Sie Ihren Tagesbedarf an Selen decken. Gute Kalziumquellen sind natürlich Milchprodukte, aber Sie sollten auch die Kalziumzufuhr über kalziumreiches Mineralwasser nicht vernachlässigen. Vitamin D bildet unser Organismus unter dem Einfluss von UV-Strahlung. Dazu reicht es, auch im Winter, meist aus, sich etwa 30 Minuten mit unbedeckten Händen und Gesicht im Freien aufzuhalten.

Natürlich können Sie Ihren täglichen Bedarf an Folsäure (400 µg), Jod (100 µg), Selen (50 µg), Kalzium (800 mg) und Vitamin D (5–10 µg) auch mithilfe von Nahrungsergänzungsmitteln decken. Beachten Sie dabei, dass zahlreiche Nahrungsmittel künstlich jodiert sind.

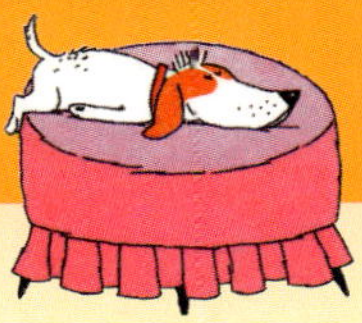

Suchen Sie ab heute Ruheinseln im Alltag!

Gehören Sie auch zu den Menschen, die den ganzen Tag für andere da sein müssen, die ständig von einem Termin zum anderen gehetzt werden und kaum Zeit für sich selbst haben? Dann wird es höchste Zeit, täglich einige Minuten einzuplanen, die ganz alleine Ihnen gehören. In dieser Zeit können Sie sich entspannen, erholen, den Tag und das Leben überdenken und eventuell neue Lebensziele festlegen. Für diesen kurzen Ausstieg aus dem Alltagsstress und der Fremdbestimmung durch andere müssen Sie nicht meditieren. Wichtig ist es aber, eine Umgebung aufzusuchen, die Ruhe ausstrahlt. Das kann ein Park, eine Kirche oder ein einsamer Waldweg sein. Ruheinseln finden Sie aber auch in Ihrer direkten Umgebung. Ein gemütlicher Sessel oder ein Liegestuhl im Garten oder auf dem Balkon erfüllen den gleichen Zweck. Ebenso kann ein entspannendes

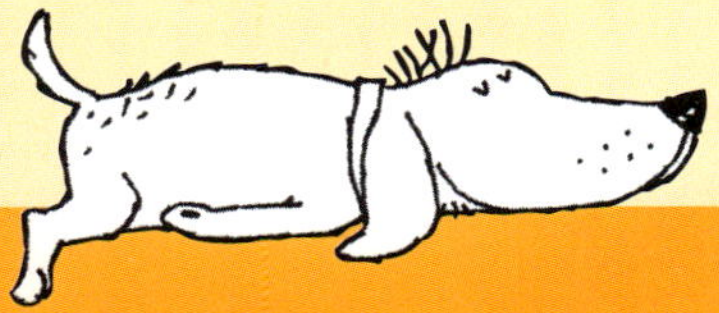

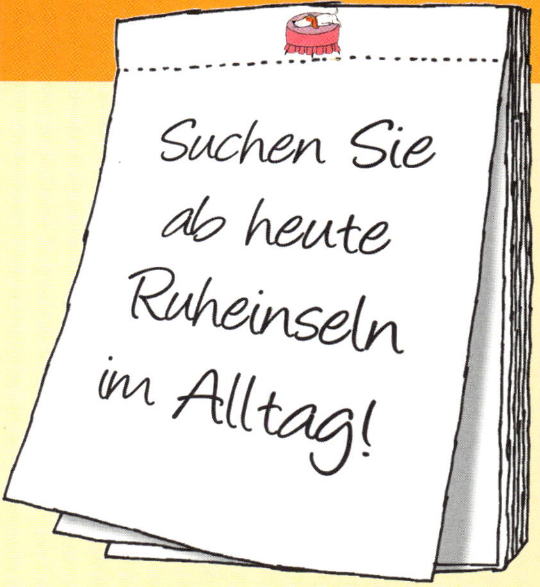

Bad mit wohlriechenden Kräutern Ihre Seele wieder ins Gleichgewicht bringen. Nutzen Sie diese wenigen Minuten täglich, um Stress abzubauen, zu sich zu kommen und insgesamt zufriedener zu werden. Wenn Sie diese Auszeit regelmäßig in Ihren Tagesablauf einbauen, nimmt nach wenigen Wochen der Spiegel der Stresshormone ab, häufig sinkt auch ein erhöhter Blutdruck. Sie finden Ihre seelische Balance wieder und Ihr Immunsystem profitiert davon. Schon ein zehnminütiger Aufenthalt in diesen Ruheinseln wird aus Ihnen einen neuen Menschen machen, der mit viel Energie in den Alltag zurückkehrt.

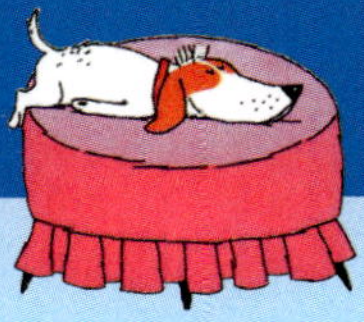

Trinken Sie ab heute jeden Tag zwei Tassen Kaffee!

Ob Filterkaffee, Espresso oder Latte macchiato – Kaffee ist für die meisten Menschen ein Genuss. Der durchschnittliche Kaffeeverbrauch in Deutschland liegt bei 146 Liter pro Kopf und Jahr und somit ist Kaffee – noch vor Bier und Wasser – hierzulande das beliebteste Getränk. Da ist es beruhigend zu hören, dass Kaffee viel gesünder ist als sein Ruf. Bis zu vier Tassen Kaffee täglich halten Experten für unbedenklich. Nur Schwangere und Stillende sollten es bei ein bis zwei Tässchen belassen. Tatsächlich kann Kaffee die Gesundheit auf vielfältige Weise fördern. So lassen sich durch regelmäßigen Kaffeegenuss (drei bis vier Tassen) die Chancen verbessern, auch im höheren Alter geistig fit zu bleiben. Forscher der Universität Lissabon fanden heraus, dass sich Koffein günstig auf das Denk- und Sprachvermögen im fortgeschrittenen Alter auswirkt. Vier Jahre lang beobachteten sie dazu etwa 7000 Männer und Frauen über 65. Von dem positiven Koffeineffekt profitierten allerdings vor allem die Frauen, deren geistiges Leistungsvermögen ab einem Kaffeegenuss von drei Tassen Kaffee pro Tag deutlich anstieg. Andere Untersuchungen weisen darauf hin, dass regelmäßiges Kaffeetrin-

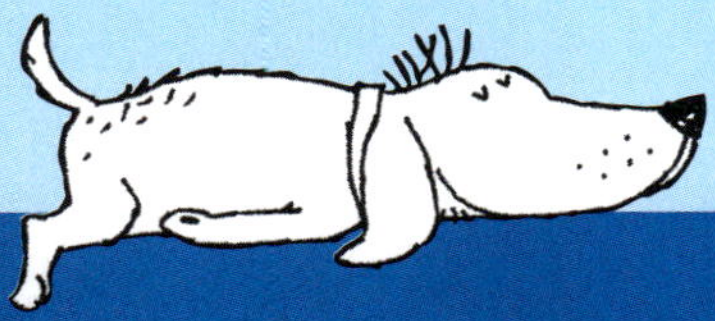

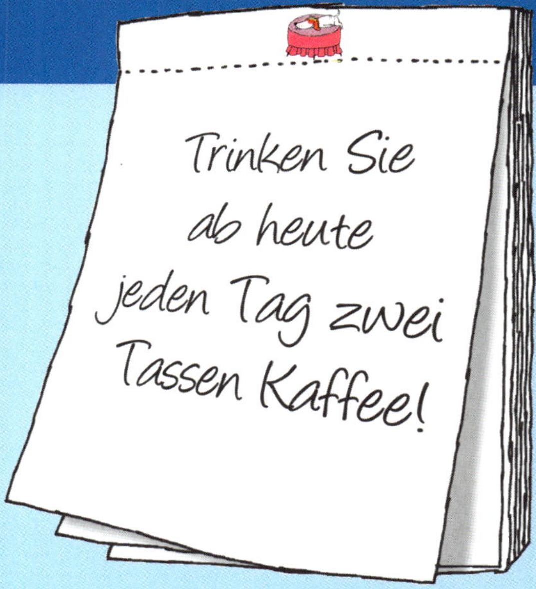

ken den schädigenden Einfluss von Cholesterin auf die Funktion der Gehirnzellen mindert.
Daneben scheint der schwarze Muntermacher vor Zuckerkrankheit zu schützen, da er den Kohlenhydrat (Zucker)-Stoffwechsel beeinflusst. Um bis zu 22 % ließ sich das Risiko für diese Erkrankung durch den Genuss des schwarzen Heißgetränks reduzieren – besonders effektiv war hier die entkoffeinierte Kaffee-Variante. Auch Darmkrebs tritt bei Kaffeetrinkern – wie eine japanische Studie an 96 000 Männern und Frauen zeigt – seltener auf. Erstaunlich: Kaffee enthält große Mengen an Ballaststoffen. Bis zu 0,75 g fanden Elena Díaz-Rubio und ihre Mitarbeiter vom Nationalen Forschungsrat CSIC in Madrid in einer kleinen Tasse (100 ml) Instantkaffee. In der gleichen Menge Espresso sind etwa 0,65 g enthalten. Allerdings ist zu bedenken, dass sich in einem typischen Espresso nur 25 ml befinden. 100 ml Filterkaffee liefern etwa 0,5 g Ballaststoffe.

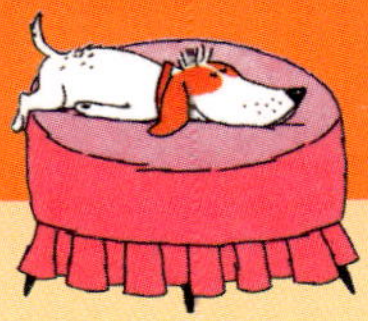

Belohnen Sie sich in dieser Woche – und auch sonst öfters mal!

Sie haben es geschafft. Ein Jahr lang, Woche für Woche, haben Sie sich in kleinen, aber wirkungsvollen Schritten einen gesunden und zufrieden machenden Lebensstil angeeignet. Wahrscheinlich merken Sie selber inzwischen, dass Sie sich wohler fühlen, kraftvoller sind, besser schlafen und vielleicht auch

Hier ein paar Belohnungsvorschläge von A bis Z:

Abenteuerwochenende, Blumenstrauß, Ballonflug, CD, Cookies (die mit viel Schokolade!), Creme (die sündhaft teure!), Drachenflug, Essen gehen, Fitnessstudio-Abo, Fallschirmsprung, Frühstücken gehen (mit allem Drum und Dran), Glitzerschmuck, Gürtel, Hairstyling, Handtasche, Inlineskates, Jacke, Jonglierbälle, Kinoabend, Kurzurlaub, Klamotten, Lesestoff, Massage, Negligé, Ohrringe, Outdoor-Ausrüstung, Parfüm, Quatschen mit Freunden, Reitstunden, Rundflug, Stadtbummel, Schuhe, Theaterbesuch (oder Theaterabo?), Tanzkurs, Uhr, Verwöhnprogramm, Wellnesswochenende, Wanderausflug, Weinseminar, x-Beliebiges, Yogakurs, Zirkus- oder Zoobesuch.

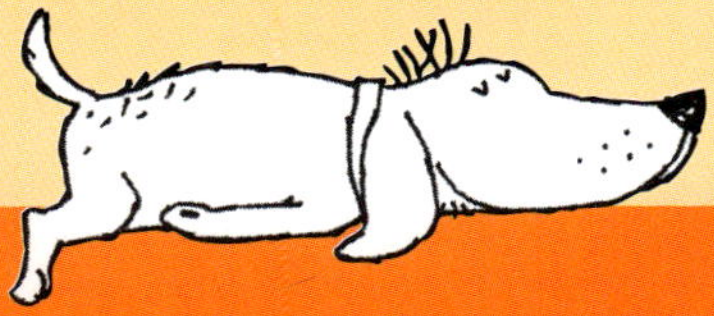

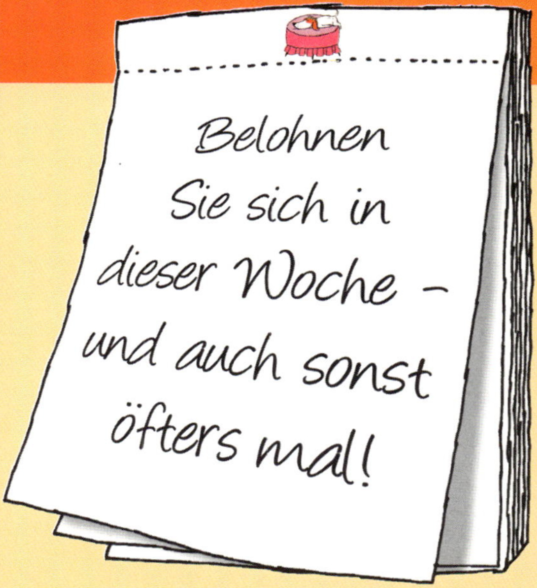

ein bisschen ausgeglichener wurden. Das ist sicher schon Belohnung genug, aber heute – in der letzten Woche – sollten Sie sich etwas Gutes tun: weil Sie so gut durchgehalten haben, weil auch einfache Dinge manchmal schwer sein können, weil Sie die neuen Gewohnheiten auch im nächsten Jahr beibehalten wollen, weil Belohnung das Durchhalten fördert oder ganz einfach, weil Sie so wahnsinnig stolz auf sich sind. Feiern Sie Ihren Erfolg, denn »Leistung ohne Belohnung ist Strafe«, sagte schon der englische Dichter George Herbert (1593–1633) – »Belohnungen helfen beim Umlernen«, meinen moderne Psychologen.

Auch sonst können Sie sich öfters bewusst eine Belohnung, etwas Gutes gönnen – ab heute mindestens einmal pro Woche!

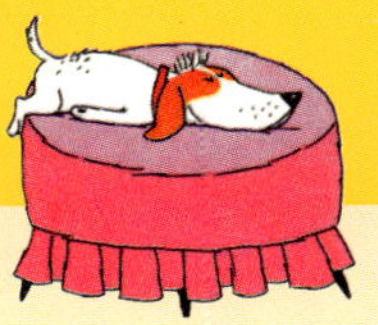

Literatur und Studien zu einzelnen Wochentipps

1. Woche –
Essen Sie ab heute jeden Tag einen Apfel!

HEO, H.J., CHOI, S.J., LEE, C.Y., ET AL.: Effects of Banana, Orange and Apple on Oxidative Stress-Induced Neurotoxicity in PC12 Cells. Journal of Food Science, Januar 2008

BOYER J., LIU, R.: Apple phytochemicals and their health benefits. Nutrition Journal, 3:5doi:10.1186/1475-2891-3-5, 2004

WOLFE, K., WU, X., LIU, R. H.: Antioxidant activity of apple peels. J Agric Food Chem 29;51(3):609–614, Januar 2003

2. Woche –
Gehen Sie ab heute täglich 30 Minuten ins Freie!

GIOVANUCCHI, E., ET AL.: 25-hydroxyvitamin D and risk of myocardical infarction in men: a prospective study. Arch Intern Med 168, 11:1174–1180, 2008

HOLICK, M.: Schützendes Sonnenlicht – die heilsamen Kräfte der Sonne, Stuttgart 2005

TRIVEDI, D.P., DOLL, R., KHAW, K.T.: Effect of four-monthly oral vitamin D3 (cholecalciferol) supplementation on fractures and mortality in men and women living in the community: randomised double blind controlled trial. Brit Med J 2003;326:469–472

3. Woche –
Machen Sie in dieser Woche einen Ölwechsel!

BURGERSTEIN, L.: Handbuch Nährstoffe, 2002

PIGNIER, C., REVENAZ, C., RAULU-LESTIENNE, I., ET AL.: Direct protective effects of poly-unsaturated fatty acids, DHA and EPA, against activation of cardiac late sodium current. Basic Res Cardiol, 2007

KROMHOUT, D.: Fatty acids, antioxidants and coronary heart disease from an epidemiological perspective. Lipids 34, S. 27–31, 1999

ZAMBÓN, D., SABATE, J., MUNOZ, S., ET AL.: Substituting walnuts for monounsaturated fat improves the serum lipid profile of hypercholesterolemic men and women. Ann Intern Med 132:538–546, 2000

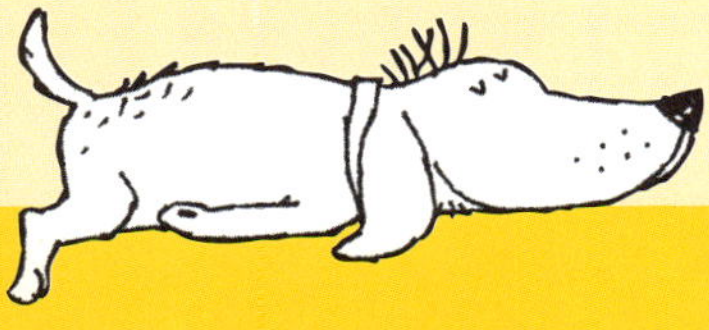

4. Woche –
Pflegen Sie ab heute Ihre Zähne jeden Tag besonders gründlich!

Gotsman, I., et al.: Periodontal Destruction Is Associated With Coronary Artery Disease and Periodontal Infection With Acute Coronary Syndrome. Journal of Periodontology, Vol. 78, No. 5, S. 849–858, 2007

Dörfer, C.: Parodont und Allgemeingesundheit. zm 92, Nr. 9, S. 38–43, 2002

5. Woche –
Lernen Sie ab heute jeden Tag zwei Vokabeln einer neuen Sprache!

Sprachkalender gibt es in vielen Sprachen u. a. von Bertelsmann oder Langenscheidt.

Online-Wörterbücher:

Wörterbuch Deutsch-Englisch, Deutsch-Französisch und Deutsch-Spanisch unter: www.leo.org

Hier finden Sie zusätzlich zu den oben aufgeführten Angeboten auch noch Vokabeln in Deutsch-Italienisch und Deutsch-Polnisch: http://www.ponsline.de/cgi-bin/wb/w.pl

6. Woche –
Trinken Sie ab heute jeden Tag ein Glas Saft!

Qi, Dai: Fruit and vegetable juices and Alzheimer's disease: the Kame Project. American Journal of Medicine, Sep;119(9):751–759, 2006

7. Woche –
Machen Sie ab heute täglich mindestens 3000 Schritte!

Cherkas, L. F., et al.: The Association Between Physical Activity in Leisure Time and Leukocyte Telomere Length. Arch Intern Med 168(2):154–158, 2008

Richardson, C.R., et al.: A Meta-Analysis of Pedometer-Based Walking Interventions and Weight Loss. Annals of Family Medicine 6:69–77, 2008

Bundesministerium für Gesundheit, 3000 Schritte extra – einfach gesünder. http://www.die-praevention.de/bewegung/steps/index.html

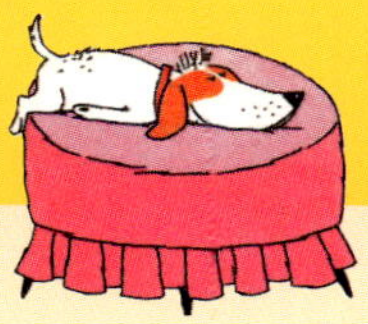

8. Woche –
Leisten Sie ab heute jeden Tag einen kleinen Beitrag für die Umwelt!

DESCHKA, MARC: 500 Spartipps: Wie Sie Zeit, Geld und Nerven sparen, 2006
LEHMKUHL, VOLKER: Energie sparen – Kosten senken, 2006
Öko-Institut Darmstadt: www.oeko.de

9. Woche –
Gehen Sie ab heute großzügig mit Lob um!

Umfrage Kienbaum Executive Consultants und TNS Emnid unter 150 Top-Nachwuchskräften, August 2003

10. Woche –
Frühstücken Sie ab heute jeden Morgen – am besten Vollkornprodukte!

NILSSON, A.: Effects of Indigestible Carbohydrates and GI of Cereal Products on Glucose Metabolism, Satiety and Cognitive Function in Healthy Subjects, Emphasising Mechanisms for Glycaemic Regulation at the Acute, Second and Third Meal. Dissertation Universität Lund, 2007
SCHULZE, M. B.: Fiber and Magnesium Intake and Incidence of Type 2 Diabetes. A Prospective Study and Meta-analysis. Arch Intern Med 167:956–965, 2007

11. Woche –
Versuchen Sie ab heute mehr zu schlafen!

GOTTLIEB, D.J., PUNJABI, N.M., NEWMAN, A.B., ET AL.: Association of Sleep Time With Diabetes Mellitus and Impaired Glucose Tolerance. Arch Intern Med 165:863–867, 2005
GANGWISCH, J. E., ET AL.: Inadequate sleep as a risk factor for obesity: analyses of the NHANES I. Sleep Oct 1;28 (10):1289–1296, 2005

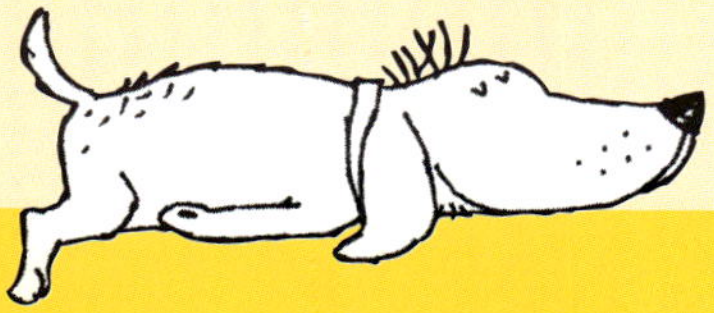

12. Woche –
Verwenden Sie ab heute täglich Sonnenschutz!

LEI, YIN, ET AL.: Skin Aging induced by ultraviolet exposure and tobacco smoking: evidence from epidemiological and molecular studies. Photodermatol Photoimmunol Photomed 17:178–183, 2001

Sonnenschutz – leider nicht selbstverständlich, bbs-Sonderseiten 6017/Junis 07–1

13. Woche –
Trainieren Sie ab heute jeden Tag Ihr Gleichgewicht!

RUNGE, M., REHFELD, G., RESNICEK, E.: Balance training and exercise in geriatric patients. J Musculoskelet Neuronal Interact Sep;1(1): 61–65, 2000

WEIGEL, U.: Gleichgewichtsparcours – Übungen zur Stabilisierung der Gleichgewichtsfähigkeit, 2004

14. Woche –
Naschen Sie ab heute täglich etwas dunkle Schokolade!

COOPER, K., DONOVAN, J., WATERHOUSE, A., WILLIAMSON, G.: Cocoa and health: a decade of research. British Journal of Nutrition, S. 1–11, 2007

VLACHOPOULOS, C., ALEXOPOULOS, N., STEFANADIS, C.: Effect of dark chocolate on arterial function in healthy individuals: cocoa instead of ambrosia? Current Hypertension Reports 8(3):205–211, 2006

BABA, S., OSAKABE, N., KATO, Y., NATSUME, M.: Continuous intake of polyphenolic compounds containing cocoa powder reduces LDL oxidative susceptibility and has beneficial effects on plasma HDL-cholesterol concentrations in humans. The American Journal of Clinical Nutrition 85(3):709–717, 2007

SERAFINI ET AL.: Plasma antioxidants from chocolate. Nature, Bd. 424, S. 1013, 2003

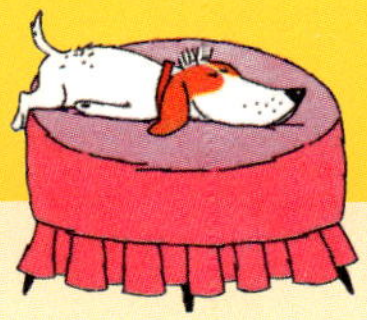

15. Woche –
Pflegen Sie ab heute jeden Tag Ihre Freundschaften!

GILES, L. C., ET AL.: Effect of social networks on 10 year survival in very old Australians: the Australian longitudinal study of aging. Journal of Epidemiology and Community Health 59:574–579, 2005

NIAURA, R., BANKS, S., ET AL.: Hostility and the Metabolic Syndrome in Older Males: The Normative Aging Study. Psychosomatic Medicine 62:7–16, 2000

16. Woche –
Kauen Sie ab heute jeden Tag Kaugummi!

WILKINSON, I., SCHOLEY, A., WESNES, K.: Chewing gum selectively improves aspects of memory in healthy volunteers. Appetite 38(3): 235–236, 2002

BAKER, J.R., BEZANCE, JB., ZELLABY, E., AGGLETON, J.P.: Chewing gum can produce context-dependent effects upon memory. Appetite 43(2): 207–210, 2004

SCHUSTER, R., ET AL.: Gum Chewing Reduces Ileus After Elective Open Sigmoid Colectomy. Arch Surg 141:174–176, 2006

17. Woche – Trinken Sie ab heute täglich grünen Tee!

ELMETS, C. A., ET AL.: Cutaneous photoprotection from ultraviolet injury by green tea polyphenols. Journal of the American Academy of Dermatology 44(3):425–432, 2001

GREENWELL, I.: Green tea. Part II: Cardio-protective properties of green tea. Life Extension, S. 28–34, 1999

KURIYAMA, S., ET AL.: Green Tea Consumption and Mortality Due to Cardiovascular Disease, Cancer, and All Causes in Japan. JAMA 296:1255–1265, 2006

METZ, G.: Teetrinken ist Königsdisziplin. PZ, 2000

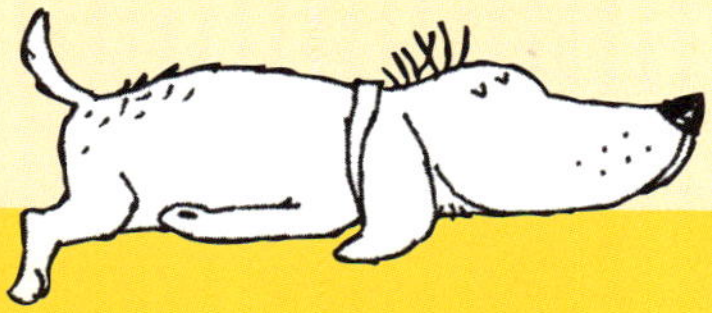

18. Woche –
Schließen Sie ab heute jeden Tag positiv ab!

COUÉ, E.: Mentaltraining und Autosuggestion: Das Unbewusste in uns selbst und wie wir lernen, es sinnvoll zu nutzen, 1998

SNOWDON, DAVID: Aging with Grace – What the Nun Study Teaches Us About Leading Longer, Healthier, and More Meaningful Lives, 2001

SNOWDON, D. A.: Healthy aging and dementia: Findings from the Nun Study. Ann Intern Med 139:450–454, 2003

19. Woche –
Essen Sie ab heute zu jeder Mahlzeit Obst oder Gemüse!

FENG, J., HE, ET AL.: Fruit and vegetable consumption and stroke: meta-analysis of cohort studies. Lancet 367:320, 2006

MENSINK, M.: Was essen wir heute? RKI (Hrsg.) (2002), S. 92; Daten des Ernährungs-Survey 1998

ELLIOTT, P., ET AL.: Association between protein intake and blood pressure: the Intermap Study. Arch Intern Med Jan 9; 166(1):79–87, 2006

22. Woche –
Trinken Sie ab heute häufiger ein kleines (!) Glas Rotwein!

STREPPEL, M.: Long-Term Wine Consumption Is Independent of Moderate Alcohol Related to Cardiovascular Mortality and Live Expectance: the Zutphen Study«. P57, 2007

RIMM, E., ET AL: Review of moderate alcohol consumption and reduced risk of coronary heart disease: is the effect due to beer, wine, or spirits? BMJ Mar 312:731–736, 1996

23. Woche –
Trainieren Sie ab heute jeden Tag Ihre Füße!

HÄFELINGER, SCHUBA: Koordinationstherapie Propriozeptives Training, 2007

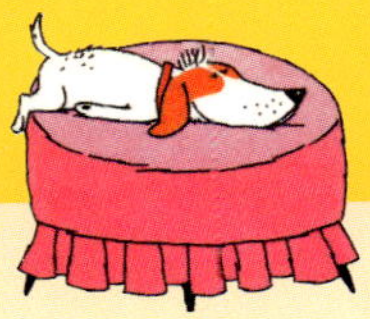

24. Woche –
Gähnen Sie ab heute öfters!

GALLUP, ANDREW C., GALLUP, GORDON G.: Yawning as a Brain Cooling Mechanism. In: Evolutionary Psychology Vol. 5 (1), S. 92–101, 2007

26. Woche –
Überprüfen Sie in dieser Woche Ihren Impfstatus und schließen Sie Impflücken!

Die aktuellen Empfehlungen der Ständigen Impfkommission finden Sie auf der Seite des Robert-Koch-Institutes unter *Infektionsschutz → Impfen* unter www.rki.de

28. Woche –
Nehmen Sie sich ab heute mehr Zeit für Ihre Mahlzeiten!

AXT, P., AXT-GADERMANN, M., SCHMIDT, S.: Einfach besser essen, 2007

BUSCH-WERMEYER, K.: Mach mal eine Pause, 2006

30. Woche –
Bieten Sie ab heute Ihrem Gehirn täglich etwas Neues!

KATZ, L.C., RUBIN, M.: Neurobics – Fit im Kopf, 2001

31. Woche –
Essen Sie ab heute jeden Tag eine Handvoll Nüsse!

BREHME, U.: Stellenwert von Nüssen in der Ernährung für die Prävention von Herz-Kreislauf-Erkrankungen. Ernährungsumschau 49, Heft 2, S. 44f, 2002

ANDERSON, K. J., ET AL.: Walnut polyphenolics inhibit in vitro human plasma and LDL oxidation. Journal of Nutrition 131:2837–2842, 2001

32. Woche –
Lesen Sie ab heute jeden Tag!

CSIKSZENTMIHALYI, M.: Flow: Das Geheimnis des Glücks, 2007

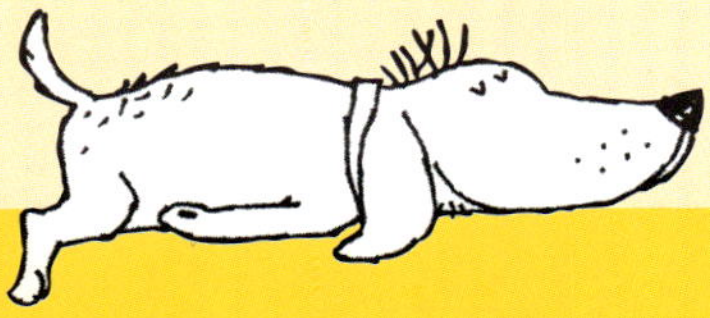

Wilson, R. S., et al.: Participation in cognitively stimulating activities and risk of incident Alzheimer disease. JAMA 287:742–748, 2002
Spitzer, M.: Lesen als Gehirndroge. Vortrag auf der Frankfurter Buchmesse, Oktober 2006
Spitzer, M., et al: Braintertainment: Expeditionen in die Welt von Geist & Gehirn, 2006

33. Woche – Dehnen Sie sich ab heute jeden Tag mit kleinen Alltagsübungen!

Kenton, R., et al.: Effektives Bodytraining, 1999

34. Woche – Überprüfen Sie heute, ob Ihr Schlafzimmer ein Schlafzimmer ist!

Arnetz et al.: The effects of 884 MHz GSM wireless communication signals on self-reported symptom and sleep (EEG) – An experimental provocation study. Progress in Electromagnetics Research Symposium, 2007

35. Woche – Plaudern und tratschen Sie ab heute täglich!

Ybarra, O., et al.: Mental Exercising Through Simple Socializing: Social Interaction Promotes General Cognitive Functioning. Personality and Social Psychology Bulletin 34:2; 248–259, 2008

36. Woche – Nehmen Sie ab heute mehr Ballaststoffe zu sich!

Schelosky, S.: Mehr Ballaststoffe, weniger Darmkrebs. DIfE Potsdam: Ergebnisse der Ernährungsstudie EPIC, 02/2003
Liu, S., et al.: Relation between changes in intakes of dietary fiber and grain products and changes in weight and development of obesity among middle-aged women. American Journal of Clinical Nutrition 78:5; 920–927, 2003

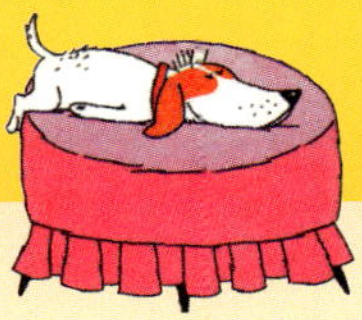

37. Woche –
Trainieren Sie ab heute jeden Tag Ihre Sehfähigkeit!
ROSANES-BERRETT, M. B.: Besser sehen durch Augentraining, 2000

38. Woche –
Trinken Sie ab heute mehr!
SCHMITZ, J., LEHRL, S., ET AL.: Einfluss von Dehydratation auf die kognitive Leistungsfähigkeit im Rahmen der Rosbacher Trinkstudie (RTS) 1–4. 40. Wissenschaftlicher Kongress der Deutschen Gesellschaft für Ernährung e.V. in Potsdam 2003
WAGNER, G., SCHRÖDER, U., ET AL.: Empfehlungen der Flüssigkeitszufuhr in Abhängigkeit von Alter, Geschlecht, Beruf und Lebenssituation. Akt Ernähr Sonderheft 1, S. 14–21, 1996

39. Woche –
Sagen Sie ab heute öfters »Nein« und streichen Sie Unwichtiges!
AXT, P., AXT-GADERMANN, M.: Vom Glück der Faulheit, 2001

40. Woche –
Essen Sie ab heute regelmäßig Fisch!
BARBERBER-GATEAU, P., ET AL.: Fish, meat, and risk of dementia: cohort study. British Medical Journal 325:932–933, 2002
CHUA, B., ET AL.: Dietary Fatty Acids and the 5-Year Incidence of Age-Related Maculopathy. Arch Ophthalmol 124:981–986, 2006

41. Woche –
Legen Sie ab heute Zeiten fest, an denen Sie nicht erreichbar sind!
DRÖSSER, CH.: Aus dem Leben gemailt. ZEIT 32/2003; http://www.zeit.de/2003/32/abs_online

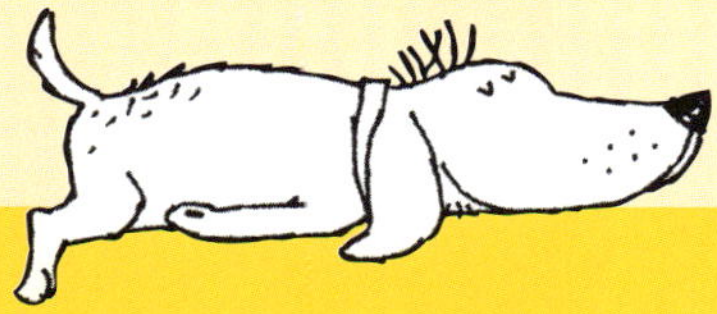

42. Woche –
Lachen Sie ab heute mehrmals täglich!
MILLER, M., ET AL.: Impact of cinematic viewing on endothelial function. Heart 92:261–262, 2006

43. Woche –
Essen Sie ab heute drei statt fünf Mahlzeiten!
ZAMMIT, V. A., ET AL.: Insulin stimulation of hepatic triacylglycerol secretion and the etiology of insulin resistance. Journal of Nutrition, 132:2074–2077, 2002

44. Woche –
Machen Sie ab heute aus Ihrer Umgebung eine grüne Oase!
GIESE, M., ET AL.: Detoxification of formaldehyde by the spider plant (Chlorophytum comosum L.) and by soybean (Glycine max. L.) cell suspension cultures. Plant Physiol 104: 1301–1309, 1994
www.plants-for-people.de: Internetseite einer internationalen Initiative, die über die günstigen Wirkungen von Pflanzen in der Arbeitsumgebung informiert

45. Woche –
Essen Sie ab heute abends eiweißreicher!
AXT, P., AXT-GADERMANN, M., SCHMITT, S.: Einfach besser essen, 2007
AXT, P., AXT-GADERMANN, M.: Die Kunst, länger zu leben, 2002

46. Woche –
Stärken Sie ab heute Ihre Körpermitte!
VERSTEGEN, M.: Das Core-Programm, 2007
WOLFF, CH., ET AL: Gesund mit Pilates, 2006

47. Woche –
Machen Sie ab heute täglich Wechselduschen!
UEHLEKE, B., ET AL.: Das große Kneipp-Gesundheitsbuch, 2006

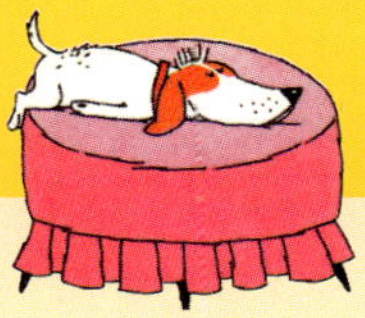

48. Woche –
Suchen Sie ab heute im Alltag Abenteuer und neue Erlebnisse!

SZOLNOKI, E., ET AL: Tu's doch!, 2007

49. Woche –
Schließen Sie ab heute Lücken in Ihrer Nährstoffversorgung!

Md, Europäern mangelt's an Selen. Jeden Tag eine Portion Paranüsse. Medical Tribune Nr. 13, 27.3.1997

RAYMAN, M. P.: Dietary selenium: time to act. Low bioavailability in Britain and Europe could be contributing to cancers, cardiovascular disease, and subfertility. British Medical Journal 314:387–388, 1997

BAZZANO, L. A., ET AL.: Dietary intake of folate and risk of stroke in US men and women. Stroke 33:1183–1189, 2002

CLARKE, R.: Large trials of folic acid supplementation for prevention of cardiovascular disease. J Inherit Metab Dis 26 (Suppl. 1):10, 2003

50. Woche –
Suchen Sie ab heute Ruheinseln im Alltag!

AXT, P., AXT-GADERMANN, M: Die Kunst, länger zu leben, 2002

51. Woche –
Trinken Sie ab heute jeden Tag zwei Tassen Kaffee!

CHEN, X., ET AL.: Caffeine blocks disruption of blood brain barrier in a rabbit model of Alzheimer's Disease. Journal of Neuroinflammation 5:12, 2008

PEREIA, M., ET AL.: Coffee Consumption and Risk of Type 2 Diabetes Mellitus. An 11-Year Prospective Study of 28 812 Postmenopausal Women. Arch Intern Med 166:1311–1316, 2006

RITCHIE, K., ET AL.: The neuroprotective effects of caffeine: A prospective population study (the Three City Study). Neurology 69:536–545, 2007

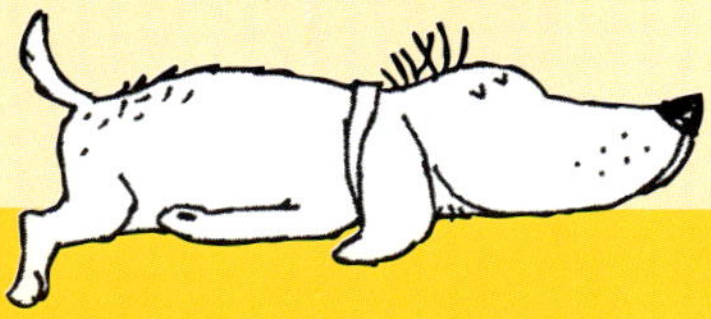

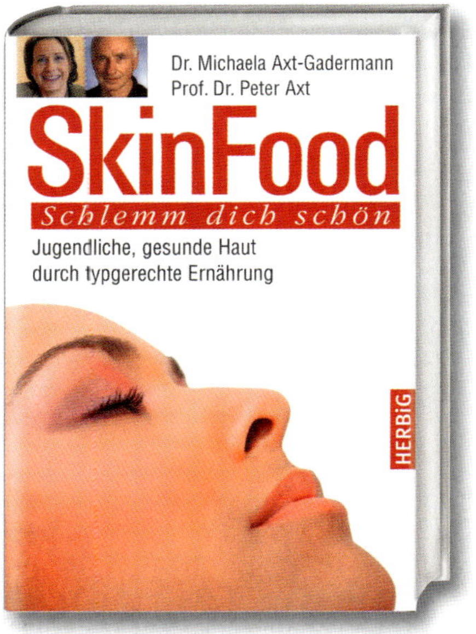

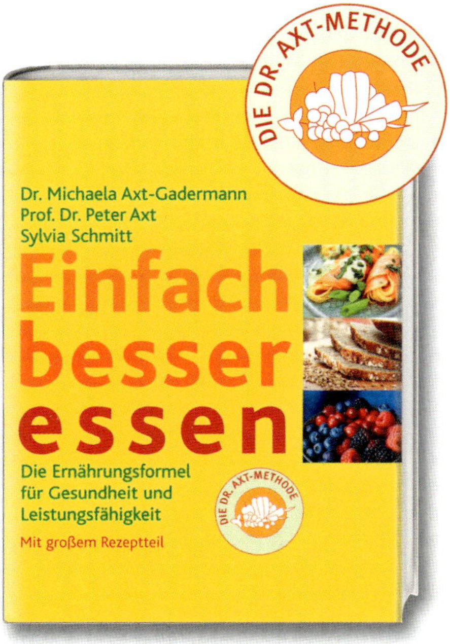

»Beauty-Food für gesunde, glatte Haut.« Freundin

Dr. Michaela Axt-Gadermann und Dr. Peter Axt erklären, warum Walnussöl die Haut länger jung hält und Tomatensauce sie vor Sonnenschäden schützt. Die Autoren zeigen, dass Fältchen und Linien unter der Hautoberfläche entstehen und dass Hautalterung sehr viel mit Entzündungen zu tun hat. Wie sie diese wirkungsvoll bekämpfen, indem Sie – individuell auf ihren Hauttyp abgestimmt – das Richtige essen, wird kompetent und informativ beschrieben.

200 Seiten, durchgehend farbig
ISBN 978-3-7766-2466-3

Jung und gesund bleiben mit der richtigen Ernährungsformel!

Das kompetente Autorentrio verrät Ihnen in seinen Besser-Esser-Tipps, warum drei Mahlzeiten am Tag besser sind als fünf, welche Nahrungsmittel zu welcher Tageszeit optimal sind, weshalb mehr Fett gegessen werden darf und welche gesundheitlichen Effekte einzelne Nahrungsmittel haben. Dazu gibt es leckere, unkomplizierte Rezepte mit Angabe der jeweiligen Besser-Esser-Faktoren und der besonderen Schutzwirkung.

176 Seiten, durchgehend farbig
ISBN 978-3-7766-2515-8

HERBiG